经典科学系列

可怕的科学
HORRIBLE SCIENCE

臭屁的大脑
BULGING BRAINS

〔英〕尼克·阿诺德／原著　〔英〕托尼·德·索雷斯／绘　育桐／译

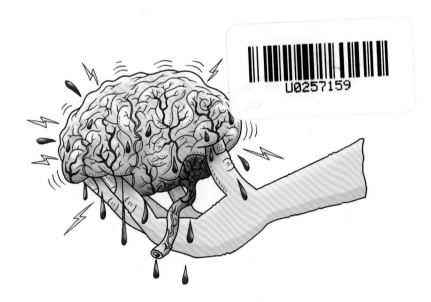

U0257159

北京出版集团
北京少年儿童出版社

著作权合同登记号

图字：01-2009-4319

Text copyright © Nick Arnold

Illustrations copyright © Tony De Saulles

Cover illustration © Tony De Saulles，2008

Cover illustration reproduced by permission of Scholastic Ltd.

图书在版编目（CIP）数据

臭屁的大脑 /（英）阿诺德（Arnold，N.）原著；（英）索雷斯（Saulles，T. D.）绘；育桐译 . —2 版 . —北京：北京少年儿童出版社，2010.1（2024.10 重印）

（可怕的科学·经典科学系列）

ISBN 978-7-5301-2373-7

Ⅰ.①臭… Ⅱ.①阿… ②索… ③育… Ⅲ.①脑—少年读物 Ⅳ.①R338.2-49

中国版本图书馆 CIP 数据核字（2009）第 183446 号

可怕的科学·经典科学系列

臭屁的大脑

CHOUPI DE DANAO

［英］尼克·阿诺德 原著

［英］托尼·德·索雷斯 绘

育 桐 译

*

北 京 出 版 集 团 出版
北 京 少 年 儿 童 出 版 社
（北京北三环中路6号）
邮政编码:100120
网 址：www . bph . com . cn
北 京 少 年 儿 童 出 版 社 发 行
新 华 书 店 经 销
三河市天润建兴印务有限公司印刷

*

787 毫米×1092 毫米 16 开本 10 印张 50 千字
2010 年 1 月第 2 版 2024 年 10 月第 65 次印刷
ISBN 978－7－5301－2373－7/N·161
定价：22.00 元
如有印装质量问题，由本社负责调换
质量监督电话：010－58572171

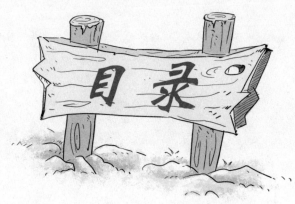

目 录

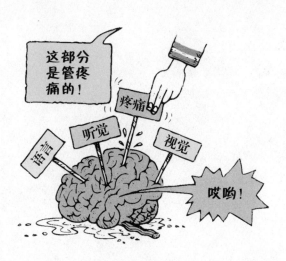

走进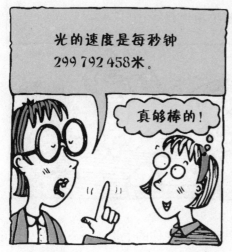大脑

当你听到科学家侃侃而谈的时候，你是不是觉得他们上知天文、下晓地理……好像什么都懂？

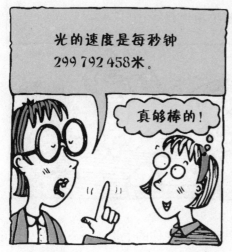
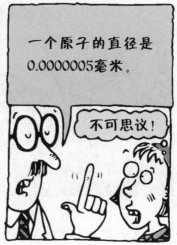

可别被他们唬住了，科学家并不是什么都懂。要真是那样，他们就不用做什么实验了，一天到晚跷着二郎腿坐着就行了。实际上，我们的科学家还有很多疑难问题没有解决，我们还有很多不知道或不理解的事。

比如说，现在有一个非常神秘的东西，即使是最聪明的科学家看到它也会挠头皮。这个东西又湿又黏又恶心还挺怪，它长在两只耳

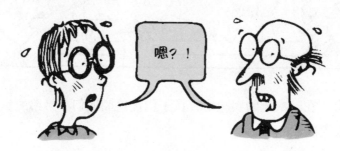

朵的中间。这是什么？不，不是你那个总流鼻涕的大鼻子，它在脑袋里面——是那个滑不溜丢的大脑。科学家也搞不清楚它是如何工作的……

但如果连科学家都被难住了，那我们这些人还能干什么？难怪学大脑的时候你会头疼了。

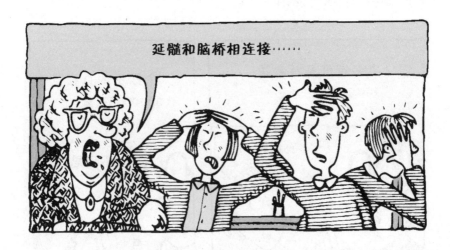

不过别急，缓解痛苦的办法现在就在你的手里——这本书里面装满了关于大脑的好玩的事，比如说你肯定不知道1998年美国科学家偶然发现了大脑中令我们发笑的那一部分。他们在一个女孩大脑的某个位置施加了电流刺激，这个女孩就忍不住开始咯咯地笑。

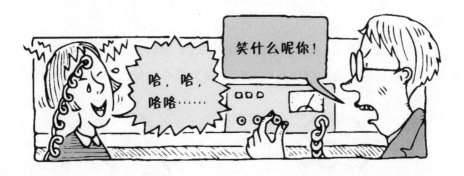

还有，在一次大脑实验中，孩子们被迫闻他们小弟弟的臭T恤。这群倒霉的孩子！

　　因此，当你读完这本书的时候，你的见识肯定会增长不少，足以成为你们班的"大脑"专家，谁知道呢？你的老师也许会以为你天生具有科学家的天赋呢！但要赢得这种"关注"，你必须得先请你的大脑帮你一字一句地读完这本书。

　　对，就这样看下去……现在请求你的大脑通过几千根神经发送一个信息到你的手指肌肉，轻轻地翻到下一页……

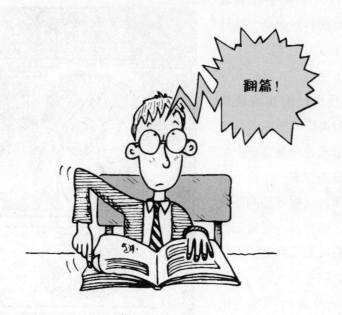

翻篇！

说说你的 脑 吧

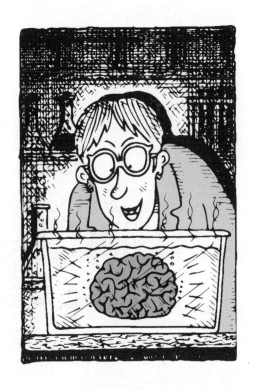

范肯斯丁医生盯着玻璃瓶的时候有些激动。她计划做这个实验已经5年了，现在终于完成了，这会儿她正在欣赏自己的实验成果呢！一种奇怪的光照着这个大玻璃盒子，玻璃盒子中间幽灵般地漂浮着一个奇形怪状的东西，它跟香肠的颜色差不多，像核桃一样皱皱巴巴的，有一股奶酪般淡淡的味道。

它是海底的不知名的怪物吗？还是某种外星生物？范肯斯丁医生心里最清楚了。她正在看的是一个人的大脑，一个非常特殊的大脑，因为……

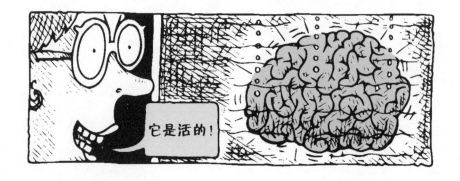

它是活的！

范肯斯丁医生兴奋地吹了一声口哨。再靠近一点，她能看见微小的毛毛虫一样的血管盘绕在大脑的表面。范肯斯丁医生成功了，她可是历史上第一个把人的大脑活着保存到体外的科学家。

不要惊慌，这只是一个故事。目前科学家还不能把人脑活着放在玻璃盒子里，这种技术也许会在将来实现。也许你会成为第一个把活的大脑放到瓶子里的脑科医生。你得注意：在成为一名像样的脑科大夫前，你必须先知道一些重要的事情，比如说：

大脑是干什么用的

大脑是你身体的一部分，它能告诉你周围发生了什么事情。你可以用大脑命令你的身体甚至命令别人的身体去做事，但大脑能做的远远不止这些。

你的大脑里有你珍贵的记忆，有你的梦，有你对未来的希望和你关心爱好的那些事儿；你的大脑里有你喜欢的气味和色彩；你的大脑帮你欣赏生活中的幸福和快乐……这都是好的一面。但同时它也产生恐惧、幽怨等那些不太好的感觉。

其实，正是你大脑产生的这些思维和感觉使你与众不同，是你的大脑使你不仅仅活着，而且是作为"你"在活着。如果没有大脑，你就真成了行尸走肉了，因此珍惜你两耳中间这个只属于你自己的滑不溜丢的大脑吧！

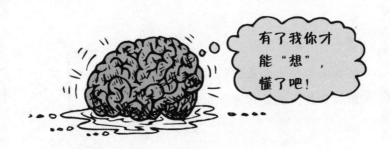

脑子里面

你还想做个脑科医生吗？非常好。你已经知道你的大脑都能干些什么了，现在咱们瞧瞧它都是怎么干的吧。

大脑的档案

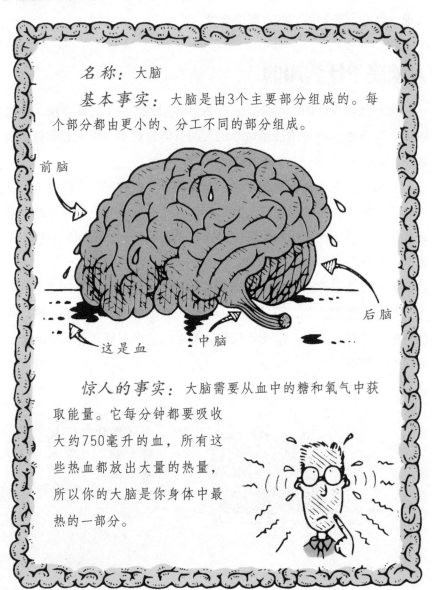

名称：大脑

基本事实：大脑是由3个主要部分组成的。每个部分都由更小的、分工不同的部分组成。

前脑

后脑

这是血

中脑

惊人的事实：大脑需要从血中的糖和氧气中获取能量。它每分钟都要吸收大约750毫升的血，所有这些热血都放出大量的热量，所以你的大脑是你身体中最热的一部分。

你肯定不知道!

你的大脑至少有1.3千克,稍稍小于一大袋糖的重量。实际上,大脑仅仅是一个成年人体重的1/50,它要比你的内脏、血、皮肤和骨头都轻得多。

你有一个聪明的大脑吗

那么你的大脑有多聪明呢?好,如果你真想做一个脑科医生,你得知道下面这个小测试的所有答案才行。

1. 你的脑部一半损坏后会发生什么?

a)如果它不是损坏了一半以上,哈哈,不严重,你只是记不住任何东西了。

对不起,你刚才说什么来着?

b)你会死。没有人能在这种伤势下活下来。

c)你还可以正常地活着,但你不得不重新学习很多东西,如说话。

2. 如果有人把你的大脑切成两半,会发生什么?

a)你的大脑会加倍的聪明。

b)你的大脑会正常工作,但你会发现你把你的科学课作业做了2遍。

c)你大脑的每一半都会像一个独立的人一样工作。

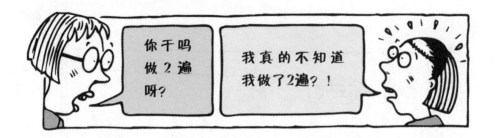

3. 想象一下你出生的时候就没有了97%的大脑皮层——你大脑顶部那个皱巴巴负责思考的部分，只留下很小的一片，你会怎么样？

　　a）你的大脑只有昆虫的一半聪明。

　　b）你和别人一样聪明，但是一天只能用5分钟，剩下的时间你会和恐怖电影中的僵尸一样跌跌撞撞。

　　c）你的大脑工作正常，你和你的科学课老师一样聪明（你的科学课老师据说是比较聪明的）。

4. 如果有一个人把手指伸进了你的脑子里面搅拌，你会有什么感觉？

　　a）无法容忍的痛，世界上最难以忍受的痛。

　　b）你觉得浑身上下都是剑。

　　c）什么也感觉不到，因为大脑根本就没有触觉。

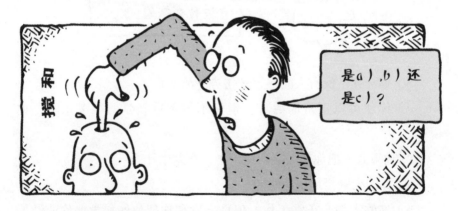

5. 在科学课考试中你的大脑要用多少能量？

　　a）太少了，以至于不能测量（特别是你根本就不会的时候）。

b）足以点亮整个教室的灯，难怪考试时你脑门儿发亮，哈哈。

c）仅够点亮一盏非常昏暗的灯。

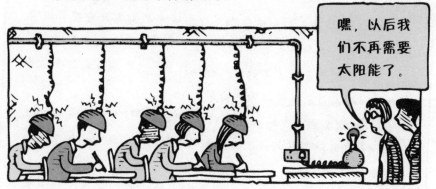

嘿，以后我们不再需要太阳能了。

6. 考试之后你为什么会觉得累？

a）所有精神作用都集中于脑中了。

b）在考试中，你的大脑消耗了太多的能量，这些能量就是糖分。考试后你觉得累，是由于你血液里这些重要的糖分不足引起的。

c）你太紧张了，你全身的肌肉都绷紧了，用掉了所有的能量。你之所以累是你的肌肉觉得累，而不是你的大脑。

7. 你大脑中含有多少水？

a）大约5%。

b）32%。

c）大约80%。

答案

所有的答案都是c），所以你不用费神再对答案了。下面是你可以参考的一些细节问题。

1. 头部的碰撞会伤害大脑（具体请看第125—135页），但大脑在剧烈的伤害后仍能生存。如果大脑的一半被损坏了，留下来的一半替代被损坏部分完成其功能。

答案

2. 这个手术是在20世纪60年代为一个脑部有严重痉挛发作的病人做的。这个手术是为了防止痉挛影响到整个脑部，但手术后，大脑的两部分都像单独的人一样行动。这个病人两只手拿着不同的衬衫，最后居然把两件都穿上了。

3. 大脑皮层很少的人也可以非常聪明。这种情况是由一种叫脑积水的疾病引起的，这时头骨周围有太多的脓液，脑子所占的空间就少了。

4. 你的神经把各种信息从身体各处传递到大脑，这就是说，实际上你的痛觉、触觉、嗅觉、听觉和视觉都是在脑子中形成的。但可笑的是，脑子本身并没有感觉细胞（你可以在第41—60页找到有关感觉的知识）。

5. 是的，如果用电能来衡量的话，我们能发的光很微弱。美国国家精神健康学院的劳伦斯·斯格勒教授发现大脑在做白日梦的时候和考试时用的能量是一样的。

6. 如果考试题真挺简单，你就可以用科学考试来放松自己了，你也就不会感到如此疲惫了。

7. 这就是为什么你当脑科医生时你触摸到的大脑与黏黏的果冻或生鸡蛋清没有什么两样的原因，大脑一些重要的化学反应如输送神经信号时需要很多的水，没有水，大脑的温度会猛增，然后大脑开始迷糊，最后死掉。

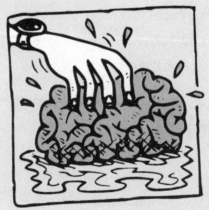

大脑的秘密

嗨，还想继续了解大脑的秘密吗？大脑里面不仅仅只有水，你的脑是由数以亿计的细胞构成的，你只有在显微镜下才能看到它们（它和你身体里的其他细胞不太一样）。继续往下读，你的大脑会学到更多的东西。

鼓鼓的大脑细胞

1. 你的大脑里面有100 000 000 000个，也就是1000亿个神经细胞或神经元。这些特殊的细胞是用来传送大脑里面的信号的。如果你不相信，可以自己数一数。

2. 每一个细胞都是一个活的物体，有些非常小，你在这个句号里就能放100多个（干这活的时候，你的手可一点也不能哆嗦）。

3. 如果你把大脑里所有的细胞排成一排，其长度会超过1000千米，差不多相当于从北京到长春的距离。

4. 未出生的婴儿的脑细胞以每秒2000个的速度成长，当婴儿出生时，所有脑细胞都已发育完全。但是在你25岁之后，你的细胞以每天12 000个的速度死亡（就是每年440万个）。

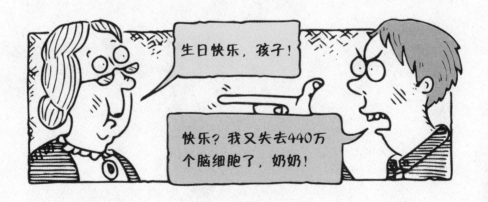

不过别担心，即使是这样，到你死的时候仍有98%的脑细胞还活着。

5. 你的脑细胞非常需要氧气。大脑如果7秒钟没有了血液通过，它就要罢工休息，而你也就晕过去了。科学家们目前还闹不清这个奇怪的过程是如何发生的。

是的，即使是现在，科学家还被这个神秘的大脑拒之门外，但已经不像刚开始那样像一只没头苍蝇一样不知道从哪里下手了。翻到下一页，准备好困惑、迷惘，另外还要小心别被吓倒。

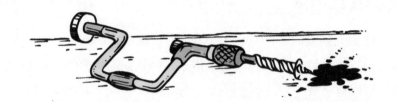

谁在和大脑过不去

早期的脑部手术碰到的一个最大的问题就是，这个鼓鼓囊囊的神秘脑袋到底是干什么的呢？你也不可能指望有这样一些标签贴在那儿，告诉你……

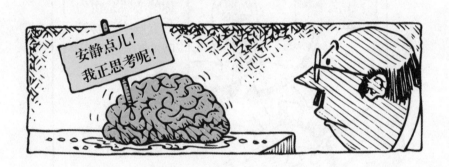

不像身体的其他部分，大脑对消化食物、打嗝、放屁这类事儿不感兴趣，它整天就那么一声不响地待着。

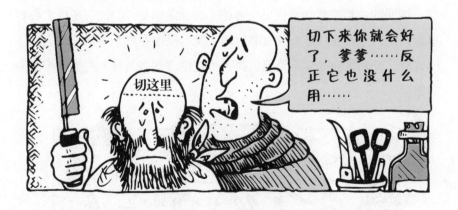

因此，早期的实验者犯一些愚蠢的错误也是难免的了。

愚蠢的错误

古埃及人和古希腊人曾以为身体中能思考的部分是心脏。看起来也挺有道理的，因为你兴奋或紧张的时候心跳得更快。这也是为什么你的老师总是让你"用心"学习的原因。不过，无论如何，古埃及人和古希腊人都错了。

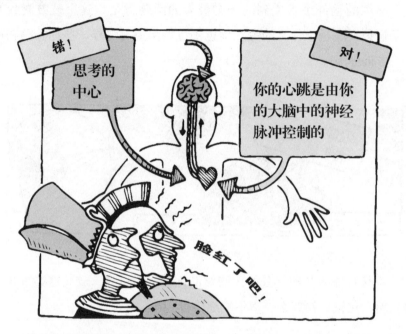

聪明的古希腊哲学家亚里士多德（公元前384—前322）也认为心有思想。他认为大脑只是一种血的冷却系统。根据亚里士多德的观点，你感冒时，说明你的冷却系统超负荷了（这也许就是为什么有鼻涕流出来的原因）。

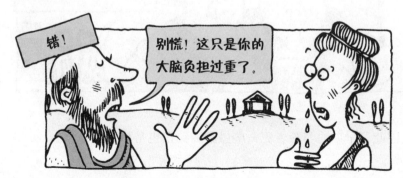

但他也错了。鼻涕是由鼻子的黏膜分泌的、用来阻挡细菌和灰尘的东西。你的鼻子在冷天会流鼻涕表明你的身体正在排出那些引起疾病的细菌。

其实，希腊克罗顿的艾尔米恩医生（公元前6世纪）已经发现大脑的用处。他解剖尸体时注意到眼球里有神经通往大脑。他也注意到一些脑部受伤的病人不能正常思维。艾尔认为："很明显，大脑肯定和看、思考有关。"

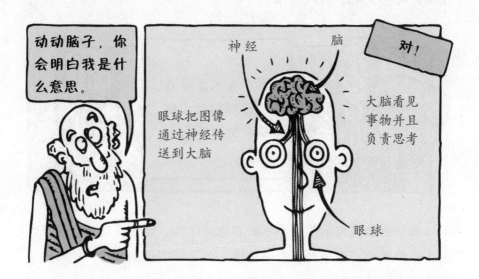

但将近1000年来，医生们还是很困惑，他们不敢肯定大脑是如何工作的，大脑不同的部位有什么不同的用处。当然，以前出现过很多理论。一个很流行的观点是，你的大脑里有一个充满液体的地方，这个地方叫作脑室，是它负责思考。大脑中的其他部分则像一个球罩紧紧包裹着脑室，起缓冲作用。但是到18世纪，科学家终于开始以科学的方法来分析大脑了，还进行了很多奇怪而可怕的探索……

大脑的秘密

弗兰兹·高尔（1758—1828）

小时候，弗兰兹就注意到他的一个小朋友有一双鼓鼓的眼睛，这个男孩非常善于拼写，弗兰兹就想是不是每个善于拼写的人都有鼓鼓的眼睛呢？他在维也纳当医生后，解剖尸体的脑袋时发现眼睛之所以鼓，是因为眼睛后面的那部分大脑鼓得很厉害。弗兰兹想，大脑的这个地方就应该是处理拼写的地方。

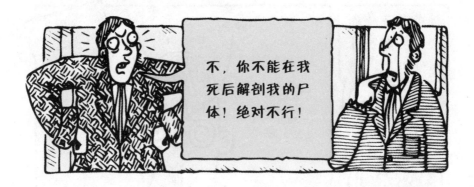

弗兰兹确信大脑的大小反映了你的个性，比如，你是否贪婪，是否有幽默感，以及是否有破坏欲。为了证明他的结论，他解剖了好几百个被处死刑的人，并试着把他们头颅的大小和他们的档案联系起来。

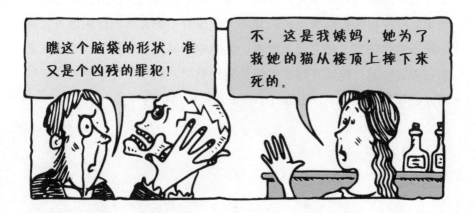

尽管弗兰兹花了这么多心血研究人的头，可他还是走错了方向。你的个性和你的头颅的形状根本就没有关系。但是1850年以前，人们一直相信弗兰兹找到了一种测量人的个性的方法。弗兰兹死后，他自己的头颅也被检查了，但是他的头颅比一般人的都要小。这又意味着什么呢？

说话的大脑

鲍尔·伯罗克（1824—1880）

鲍尔在巴黎做外科医生时遇见了病人"唐"。"唐"是这个病人的昵称，因为这个大脑严重受伤的病人除了会发"唐"这个音以外，已经不会说话了。他看见鲍尔的时候就已经病得很重了，但鲍尔帮不了什么忙，几天后"唐"死了。

"唐"的不幸是科学界的一大幸事——鲍尔打开了"唐"的头颅，发现受伤地方就是现在我们叫作伯罗克区（也许这本应该叫作"唐"区）的部位。鲍尔·伯罗克意识到就是大脑的这个地方帮助我们发音。

这实在是一个重要的发现，但就语言而言，这还不是最后的发现。德国科学家卡尔·温尼克（1848—1905）在1874年发现了另一个区，这个区可以帮助人们选择正确的单词。这个地方受伤的人往往满嘴胡言乱语但语法又绝对没错。

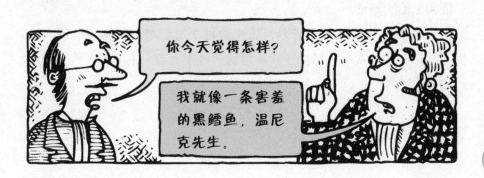

痉挛的大脑

朱理斯·爱德·海特格（1838—1907）

如果海特格夫人在1870年的某一天里不经意地走进卧室，她肯定会被吓坏的。她的丈夫和他的助手正在把她的梳妆桌当工作台给狗做脑实验。

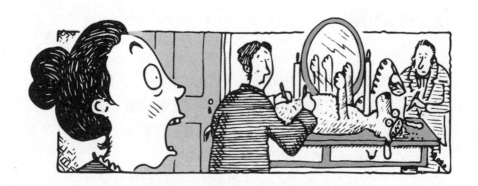

那时候，海特格在瑞士的一家医院当医生，但他没有自己的实验室（顺便说一下，利用你妈妈的梳妆桌做实验可不是个好主意，你可以使用浴室，但结束后务必要把地板擦干净）。

实际上，那条狗也吓得够呛，一股电流刺激它的左脑，海特格发现狗的右腿抽搐了一下。这个电击实验证实了大脑的左边控制身体的右侧，而大脑的右边控制身体的左侧。这一年的后期，德国和法国的战争爆发了，海特格就有机会在受伤的士兵身上做同样的实验，结果证实了他的理论。

由于这些先驱者的努力，后来的科学家们对大脑越来越感兴趣了。你会在这本书的后面逐渐接触到这些先驱者，下面是一些有关他们的小资料……

科学家小资料

1. 神经生理学家

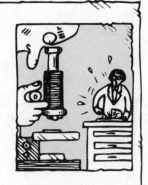

兴趣：发现大脑和神经如何工作。

工作内容：研究大脑的各种区，分析大脑里的化学成分。

工作地点：大学实验室或大医院的实验室。

2. 神经学家

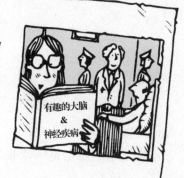

兴趣：也研究大脑和神经，但他们特别关心既恐怖又极有意思的大脑和神经疾病。

工作内容：治疗患有大脑和神经疾病的病人。有些也是做大脑手术的神经外科医生的别名。

工作地点：医院。

3. 精神病学家

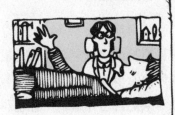

兴趣：和意识有关的疾病，精神病学家与其说是纯粹的科学家，倒不如说是医生。

工作内容：和病人谈话，试图发现他们的病因。

工作地点：一般的医院，还有精神病医院。

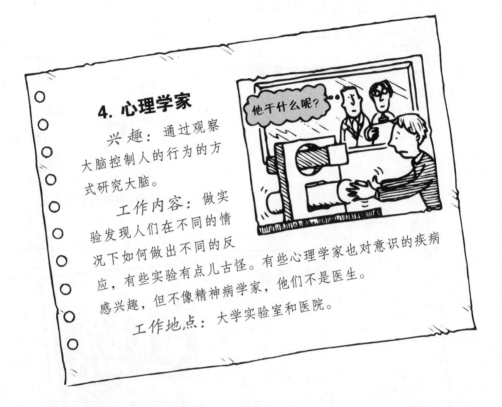

4. 心理学家

兴趣：通过观察大脑控制人的行为的方式研究大脑。

工作内容：做实验发现人们在不同的情况下如何做出不同的反应，有些实验有点儿古怪。有些心理学家也对意识的疾病感兴趣，但不像精神病学家，他们不是医生。

工作地点：大学实验室和医院。

心理学家的鼻祖是一位非常奇特的德国科学家，下面就是他的故事……

科学家画廊

格斯特·法彻勒（1801—1887）　国籍：德国

格斯特的大脑里总是充斥着各种想法，他对人的意识感兴趣始于一场可怕的事故。这个物理学教授研究光的时候，眼睛一直盯着太阳看，结果把自己弄瞎了（你也得小心点儿，不要总盯着强光看）。所以你可以说这个又老又穷的格斯特是被科学弄瞎的，他太不幸了，接着又疯了两年。

一天，他正坐在花园里，突然有一种冲动想把他的绷带拆掉。令人惊讶的是，他居然又能看见了！炫目的颜色向他的眼睛狂涌而来，他兴奋极了，恍惚间他觉得看到了花的大脑（是的，你没读错，不要奇怪）。格斯特写了一篇奇特的文章来描述植物是有意识的（相信它你才是一个真正的傻瓜）。

两年后的一天，格斯特正在享受他的懒觉，也许"享受"这个词用错了。实际上格斯特正在绞尽脑汁地想，想什么呢？他在试着想出用科学实验而不是打开头颅来研究大脑。终于，灵感来了！

你必须要做的是测出大脑如何对不同的感觉做出反应。举个例子，在一次实验中，格斯特用一束光照着志愿者的眼睛，慢慢地增加了亮度，直到他们注意到了这个变化，这就让他测出了大脑对亮度变化的反应能力。

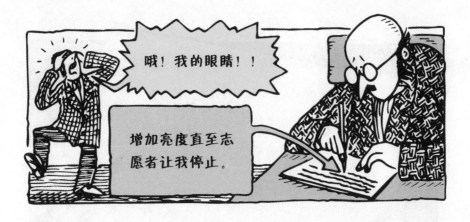

格斯特已经创立了一门新的科学——心理学，一种研究人的行为和心理的科学。这个令人兴奋的新科学的问世居然归功于这个科学家的一次额外的小睡（下次你想睡懒觉时告诉父母这个故事，他们从来都不知道科学家其实也睡懒觉）。

格斯特的工作被德国的威尔黑·乌特（1832—1920）所继承发展，他建立了世界上第一个心理实验室。乌特可是不苟言笑的，也从不开玩笑，他把所有的时间都用来工作了。

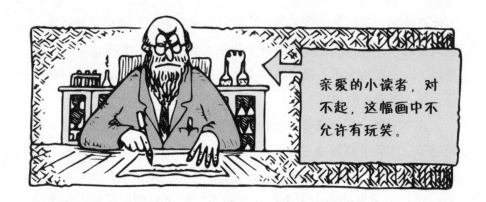

他的书总共有53 735页，相当于100年内每年写一本500页的书。他写得太多了，以至于一些批评家抱怨说很难发现乌特真正在想什么。美国的心理学家乔治·A.米勒这样写道……

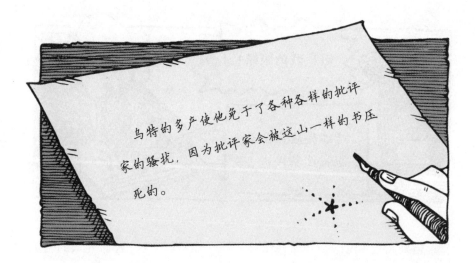

这是不是也算聪明的一种？如果你也想用这种方法迷惑你的老师，写一篇500页的论文作为你的家庭作业吧。但这种技巧并不会阻止别的心理学家对乌特研究心理学方法提出不同意见。渐渐地，他们发现大脑并不是只能对感觉做出简单的反应，它要能干得多……

另一个德国心理学家马克斯·威兹明（1880—1943）想知道大脑在看电影的过程中是否也发挥了作用。电影是由成千上万张快速闪过的（大约每秒钟24张）图片组成的，正因为大脑跟不上这种速度，你才感觉到了那些画面动了起来，你的大脑才看懂了整部电影，包括精彩的片段和快乐的结局。

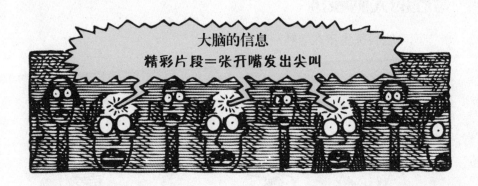

大脑的信息
精彩片段＝张开嘴发出尖叫

马克斯在1910年坐火车的时候突然冒出了这个想法。他本来在度假，但他兴奋地溜下了火车（当然他没有兴奋到中途跳车的地步，他是在第一站下车的），开始做实验，找原因。

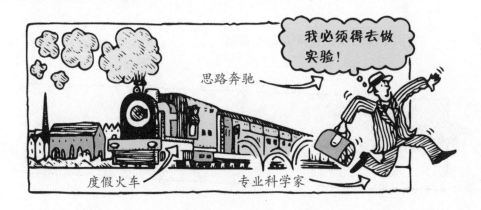

思路奔驰
我必须得去做实验！
度假火车
专业科学家

马克斯证明了大脑先看到情景，然后再推算出移动的物体和别的物体的关系，这个新理论强调了大脑在感知事物时就如同放电影一样。这是对乌特的理论的进一步发展，乌特只是研究大脑如何对感觉做出反应。

同时，美国心理学家约翰·B.沃森（1878—1958）和后来的布荷斯·思基纳（1904—1990）发现可以通过训练老鼠的大脑改变它们的行为。

奇怪的大脑表达

两个脑科医生正在争吵……

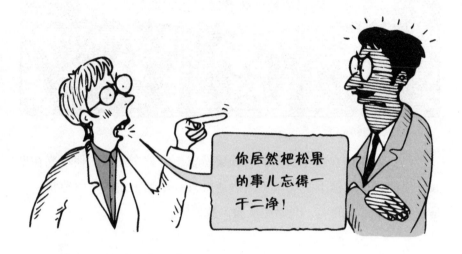

你居然把松果的事儿忘得一干二净！

他们是要给宠物松鼠准备午餐吗？

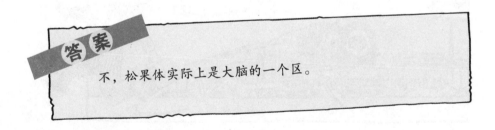

答案

不，松果体实际上是大脑的一个区。

很迷惑吗？好了，如果你真想成为一名脑科医生的话，你需要知道的东西还多着呢！要是你能实际接触一下真正的脑就好了。准备好，就要读到本书最恶心的一章了，那些胆小的人往往被下面的内容吓得魂飞魄散，希望你不至于。

磨快你的手术刀……

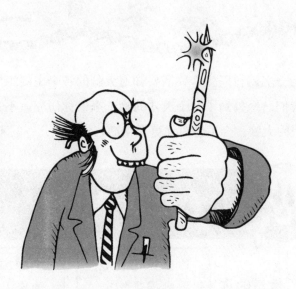

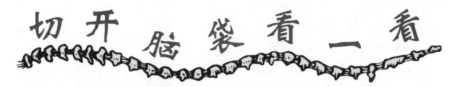

切开脑袋看一看

作为一名脑科医生，你需要知道大脑的各个主要组成部分。幸运的是，我们已经搞到了一个天才的脑子来供你研究。不知道解剖一个这么聪明的大脑，会不会对你更有帮助。靠近点儿，它不咬人。

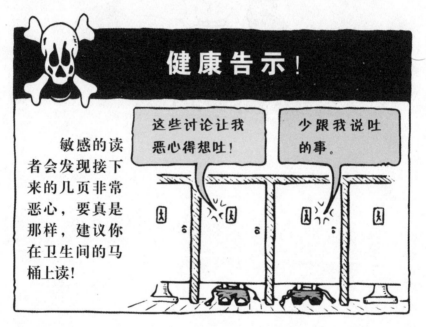

健康告示！

敏感的读者会发现接下来的几页非常恶心，要真是那样，建议你在卫生间的马桶上读！

这些讨论让我恶心得想吐！

少跟我说吐的事。

大脑的组成

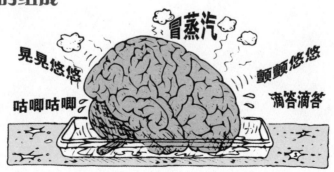

冒蒸汽

晃晃悠悠

颤颤悠悠

咕唧咕唧

滴答滴答

你能看见的主要部分是大脑皮层——皱巴巴的、负责思考的那部分，还记得吗？

你敢试试为什么大脑皮层是皱巴巴的吗

想没想过为什么大脑是皱巴巴的？现在你有机会自己找到答案了。

你需要什么？

两张A4的纸，学校里的作文纸就挺好的。

你需要做：

1. 把其中一张揉成一个小团。

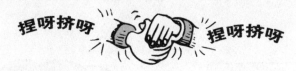

2. 打开但不用铺平。

3. 把它放在第二张A4纸上。

你注意到了什么？

a）揉过的纸看起来缩小了。

b）揉过的纸变大了。

c）两张纸的面积一样大。

答案

a）纸上的皱纹使纸所占的空间减少了。你大脑皮层上的皱纹可以让你在两只耳朵之间放置更多的皮层，而且大脑皮层都很薄，不超过3毫米。如果你把你的大脑皮层都展开的话，它有枕头套那么大，想想吧，真要是那样，你需要一个多大的脑袋来装它呀！

为了发现更多的重要的大脑组成器官，让我们看一下这些深奥但非常有意思的医学教科书。

脑科知识入门

第一章：脑的组成

大脑

　　这是脑的最大的一部分——几乎占了整个脑的85%。这一部分非常重要。因为它的表面是皱巴巴的大脑皮层，这是思考发生的地方。大脑分成两部分（没人知道它为什么要分开），这两部分之间由一座桥连接起来，这座桥是由千百万个神经细胞构成的。

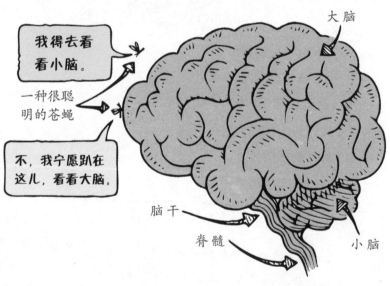

大脑

我得去看看小脑。

一种很聪明的苍蝇

不，我宁愿趴在这儿，看看大脑。

脑干

脊髓

小脑

小脑

　　这个桃形的东西有两部分，大脑的两面各一个。当然，两面都可以帮助大脑协调身体的运动。

你肯定不知道！

　　你在开始学一样技术（如骑车）的时候，你不停地在想手该怎么放、脚该怎么踩。但愿你是这么做的，不然你准得摔下来。但过一阵子你就很熟练了，就什么也不用想了。噢，这是怎么回事？当你停止思考这个问题的时候，你的小脑从你思考的大脑皮层中接替了工作，指挥你身体的各种活动，科学家发现，有了小脑，你可以运动得更敏捷、更灵巧。

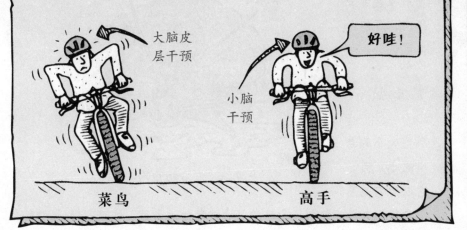

脊髓

　　这是一束长45厘米，和拇指差不多粗的神经。尽管它不是脑子的组成部分，但作为脑科医生，你需要知道它的工作情况。正是它把信号传入和传出脑子。

脑干

　　这部分把脑和脊髓连起来，它还能帮助大脑入睡，以及在危险的时候提醒大脑。

脑科医生还需要知道那些更小的、藏在脑子下面但也非常重要的部分，我们把大脑切成两半，这样你可以好好看一看……

丘脑

　　你有两个丘脑，左右一边一个。每个丘脑里面都是神经细胞，到达这个区的神经信号能转移到脑子里别的部分。而且每个丘脑都能传递有关气味的信息，控制部分肌肉，还能帮你记忆。

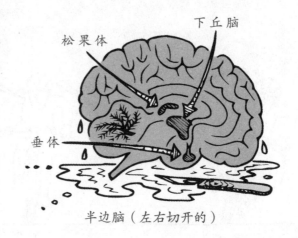

松果体　　下丘脑

垂体

半边脑（左右切开的）

下丘脑

　　一个指甲盖大小的专横的小东西。它以为它是整个身体的老板，控制了你睡觉时血液里的水含量、体温、排汗、颤抖、生长等。

垂体

　　下丘脑的重要伙伴，根据它的指示制造血里的化学物质。这些化学物质（科学家称之为激素）命令身体做下丘脑想做的事情。

松果体

它之所以叫"松果体"是因为它的形状有点儿像小松果。它对白天的光特别敏感，这种特性让你在晚上的时候感到很累，很想睡觉，等到第二天早上，它又会兴奋地把你叫醒。有一种叫八目鳗的鱼，在它的头顶上有这种松果体，像一只额外的眼睛。这只"眼睛"可以让它看见周围所有的东西（据说所有老师的后脑勺上也有这种额外的眼睛，可是科学家们找来找去也找不到）。

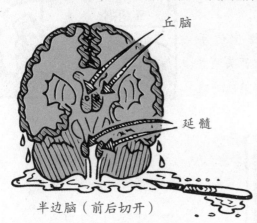

丘脑

延髓

半边脑（前后切开）

延髓

负责监督消化和呼吸，好就好在延髓是自动地完成这些任务的，根本不用你操心。想象一下，如果你要时时刻刻想着做这些事情，那么其结果是，你可能在吃饭时忘了呼吸，然后把饭都喷出来了，弄得一团糟。

边缘系统

这个系统位于大脑深层，它形成你的感觉，还参与了记忆的过程。特别值得一提的是，这个系统中有一小片组织的名字，居然叫作"杏仁核"。

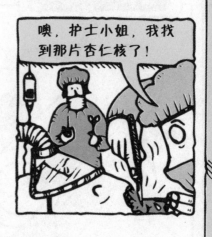

噢，护士小姐，我找到那片杏仁核了！

脑科知识入门

第二章：重要的脑实验

当然，当一名脑科医生是肯定要给活人做手术的（希望手术后，他们都还活着）。

为了帮助你安排你的手术，这儿有一些在你打开头颅之前，可以显示脑子内部结构的设

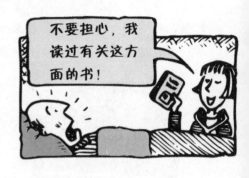

不要担心，我读过有关这方面的书！

备。它们可以帮你在手术前找出损伤的地方。让我们看一看吧……

设备1：CT

CT是一种设备，是计算机轴位X线断层照相机的缩写。作为一名脑专家，你应该能轻松地把这种设备的功能发挥出来。这种设备让微弱的X光通过大脑，并把结果显示在计算机上。

计算机

CT里面的X射线

设备2：PET（在英语中是宠物的意思）

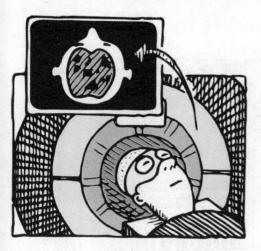

你也不需要为你这只PET准备食物。这是一种电子成像设备。你可怜的病人不得不被注射一种放射性的化学物质，这种扫描设备可以探测出脑中的血吸收这种化学物质后的情况。脑中的血流是全身最活跃的一部分，因此你可以清晰地看到哪一部分正常，哪一部分不太正常。

设备3：MRI

MRI是核磁共振器的缩写。这台漂亮的机器在人脑周围形成一股磁场，用电磁波攻击脑子里的血，血中的原子就会用一种特殊的电波形式反射回来，这种设备可以探测到这类射线。MRI还可以显示血在脑子中的位置，人思考的时候血就比较多，因此我们可以通过这种设备发现大脑的哪一部分是用来解数学题的，哪一部分是用来说话的。

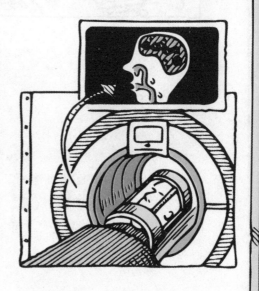

设备 4：EEG

这是脑电图仪的意思，设备里的金属电极接受了大脑思考时释放出来的电信号并把它以波的形式在显示器上显示出来。

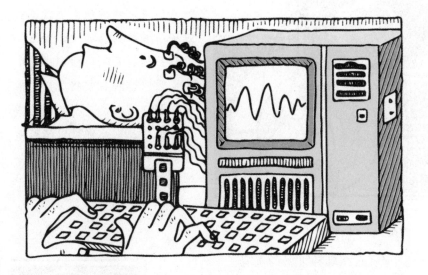

重要的注意事项

对不起！打断了你的阅读，我们只是想再提一点EEG的信息，它是一种极度敏感的设备。在20世纪70年代，一个美国医生把一个酸橙味的果冻和EEG设备连到了一起（什么口味并不会影响实验结果）。根据设备的检测结果，果冻是活的并且还能思考！实际上，这是对隔壁房间那些正在聊天的人的反应结果。所以你看书的时候务必要安静。

显示结果分析

下面是你的EEG现在可能显示的东西。

1. α型节律，这是大脑在做梦时显示的形状。

2. β型节律（快了一些），这时人的精力比较集中。

3. θ型节律（慢一些），大脑有点困了。

4. δ型节律（很慢），这时大脑已经睡着了（在上课时，有些孩子很容易发生这种现象）。

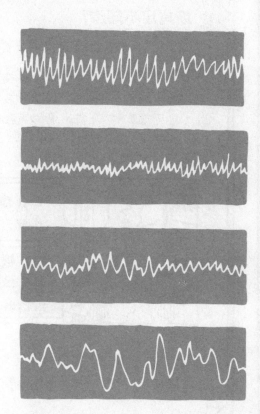

如果这条线是完全直的，你应该检查一下你的病人是否还活着，直线一般来说意味着病人死了。

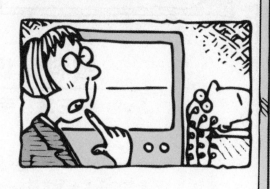

EEG是由德国医生汉斯·贝格（1873—1941）发明的，他花了5年的时间用电极来测试大脑的活动。他甚至在他的孩子头上也做过实验。汉斯希望他能测出人们所想的东西，但他没能做到，却又花了5年来描述他的实验，然后……几乎没有人注意他的这些实验。

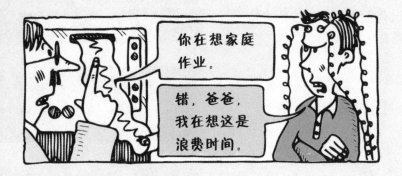

你在想家庭作业。

错，爸爸，我在想这是浪费时间。

直到英国科学家爱德·艾杰（1889—1977）证明了异常的脑电图是大脑疾病的一种信号，医院才开始逐渐使用EEG设备。

脑科知识入门

第三章：手术工具

恭喜，恭喜，你现在已经可以开始做你的第一个脑部手术了，不过，你还是要先熟悉一下常用的手术工具。

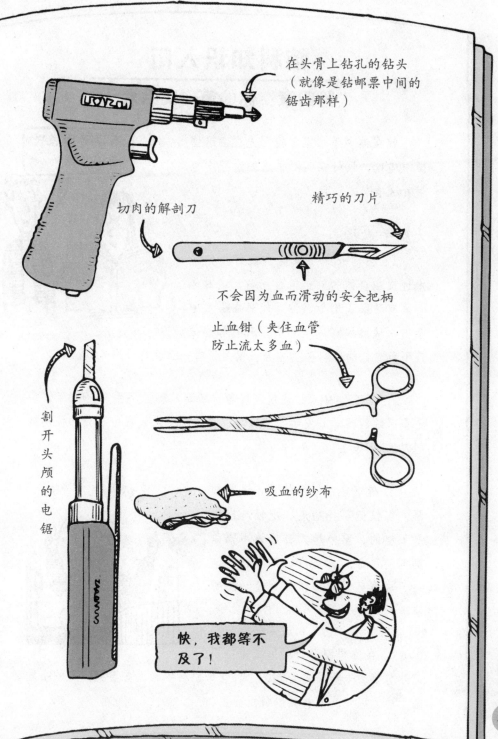

在头骨上钻孔的钻头
（就像是钻邮票中间的
锯齿那样）

精巧的刀片

切肉的解剖刀

不会因为血而滑动的安全把柄

止血钳（夹住血管
防止流太多血）

割开头颅的电锯

吸血的纱布

快，我都等不
及了！

脑科知识入门

第四章：你的第一次手术

就在你去手术室之前，先看看这些操作建议，最好在实际手术的过程中也带着这本书。

大脑手术指南

1. 在你开始手术前，最好先把手术过程在自己的脑子里过一遍，这对你会很有帮助。例如，你可能想在手术中拿出一块血块或一段骨头。只有那些最不负责任的脑科医生才会仅仅为了看一看就打开别人的脑袋。

2. 用PET或MRI扫描仪可以帮你确定从哪儿下手。1998年，多伦多医院的科学家发明了一种可以在实际手术过程中指导你控制解剖刀的MRI设备。

3. 确保在做手术的地方没有细菌，仅仅把茶杯端走、把猫赶出去是不够的，整个地方都应该用强杀菌剂消过毒。你还应该彻底地清洁一下你自己，戴面罩，穿经过特殊消毒的衣服。

4. 在你想要开刀的地方做一下记号。噢，老天，差点儿忘了！在做脑科手术之前要把病人的头发剃干净，以免头发掉到脑袋里面去。

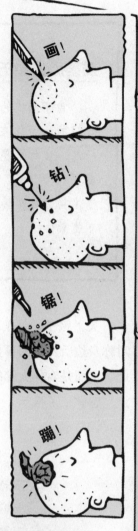

5. 如果你想做脑部手术，你得先拿掉一部分头盖骨，先在头颅上钻几个洞（你必须要集中精力，稍不留神你就会钻到脑子里去）。

6. 下一步用电锯沿着那些洞锯下那块头盖骨，并且切开脑膜（头盖骨下面的保护膜），脑子外面的清亮液体就会嗖嗖地冒出来。

7. 如果每件事都按计划进行的话，你会看到大脑在头颅里随着心跳的节奏一蹦一蹦的。

8. 现在你可以开始你精彩的脑科手术了……

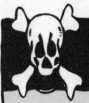

健康告示！

停！在你翻到下页之前，什么事也别做！

重要而紧急的告示

为了使你的手术正确，你还必须得在医学院念7年书。你真的认为你在现在这个年龄就可以做脑科手术了吗？对不起，让你失望了，你最好把什么都缝回去，还应该感到高兴，为什么？因为没有受过正规训练的脑科医生做这种手术将会被起诉，导致你的零花钱将被停止33 000 000年。很抱歉！

关于脑子，还有很多很多迷人的东西等待发掘，比如说，脑子对你身边所发生的事情的感知有很多奇妙的方法，叫作"感觉"。因此，下面是对你大脑的一个挑战——怎么样，对下一章要读的东西有点"感觉"了吗？

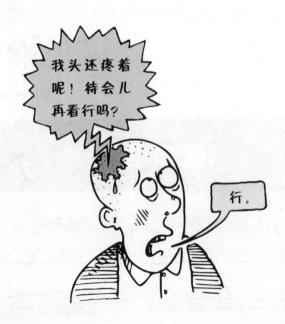

今天你"感觉"好吗

没有感觉，生活就会跟坐在漆黑的碗橱里一样，甚至比上科学课还要无聊。但由于你的大脑装配了奇妙的视觉、听觉和嗅觉，而且你很幸运有粗壮的神经与之相连，所以……懂了吧，没有神经肯定是不行的。

神经的档案

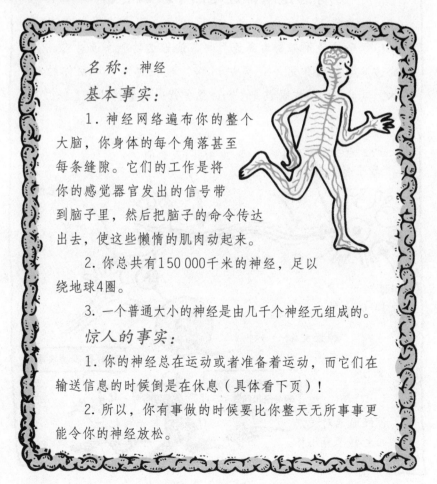

名　称：神经

基本事实：

1.神经网络遍布你的整个大脑，你身体的每个角落甚至每条缝隙。它们的工作是将你的感觉器官发出的信号带到脑子里，然后把脑子的命令传达出去，使这些懒惰的肌肉动起来。

2.你总共有150 000千米的神经，足以绕地球4圈。

3.一个普通大小的神经是由几千个神经元组成的。

惊人的事实：

1.你的神经总在运动或者准备着运动，而它们在输送信息的时候倒是在休息（具体看下页）！

2.所以，你有事做的时候要比你整天无所事事更能令你的神经放松。

你的神经有点儿像一套可以在你的全身传播消息的电话网络系统。把它想象成电话网络系统就可以了，这个系统可以让你的阅读其乐无穷……

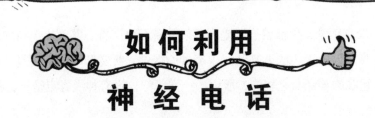

如何利用
神经电话

你总是从神经电话中获取信息

　　欢迎购买神经电话——高科技的内置式的体内交流网络！每个神经元都是为高速且可靠的输送功能而设计的，它的速度要比短跑冠军还要快10倍！现在你可以动动你的身体，晃晃你的头或喝点儿牛奶，做你想做的事就可以了！

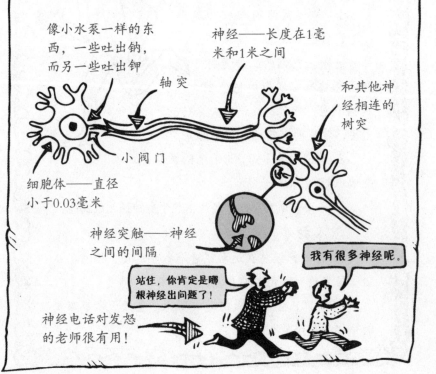

像小水泵一样的东西，一些吐出钠，而另一些吐出钾

神经——长度在1毫米和1米之间

轴突

和其他神经相连的树突

小阀门

细胞体——直径小于0.03毫米

神经突触——神经之间的间隔

站住，你肯定是哪根神经出问题了！

我有很多神经呢。

神经电话对发怒的老师很有用！

要激活你的神经电话，你不需要拨那烦人的电话号码，只要让大脑皮层送一个信息到你想要的身体内的任何地方就可以了。神经电话会帮你做后面的事……下面是它的方法。

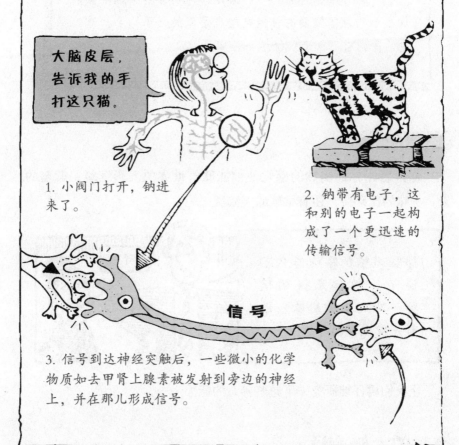

大脑皮层，告诉我的手打这只猫。

1. 小阀门打开，钠进来了。

2. 钠带有电子，这和别的电子一起构成了一个更迅速的传输信号。

信号

3. 信号到达神经突触后，一些微小的化学物质如去甲肾上腺素被发射到旁边的神经上，并在那儿形成信号。

你肯定不知道!

1. 神经信号的传输是非常快的。实验表明，一只猴子摘香蕉，从用它的大脑皮层决定做什么，到碰到并抓住香蕉只需要1秒钟。如果别人给你一个巧克力冰激凌，你的动作能不能更快？

2. 记不记得在科学课考试中，你大脑产生的电能只能点亮一盏昏暗的灯？好！如果你必须得点亮圣诞树的所有灯，你准备怎么办？答案是，即使你什么也不做，你小小的身体里面的神经电能也足以胜任了。要知道，你的体内有不少于1000亿个神经元。

美妙的感觉

你得感谢你那美妙的感觉使你能欣赏世界的五彩缤纷，蓝蓝的天，美味的比萨饼，还有柔软的天鹅绒……

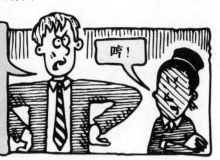

让我们再仔细研究一下这些神奇的能力……

奇怪的大脑表达

他们说的是一些奇怪的食物吗？

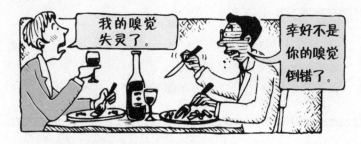

答案

不是，他们说的是两种不同的病。

嗅觉失灵的症状是，你闻不到任何气味。

嗅觉倒错的症状是，所有的气味都会令你恶心得想吐。当然了，那位科学家也许只是吃学校食堂的饭吃得太久了。老实说，食堂的饭确实难吃。

你肯定不知道！

随着年龄的增大，你的味觉越来越不敏感了。目前科学家还没有找出原因，但你可以在午餐的时候观察到，很多小孩都吃不下食堂的令人恶心的饭菜，而年纪大的老师却吃得津津有味，嘿嘿！

你敢试试可笑的触觉吗

你需要什么？

1. 你的身体。

2. 衣服（不要忘了穿一些在你的身上）。

你需要做：

1. 什么也不做。（但愿所有的科学实验都这么简单！）

2. 集中精力感觉你穿的衣服贴在皮肤上的感觉（不要用你的手碰它们）。

你注意到什么？

a）除了我的臭袜子，我什么也没感觉到。

b）我觉得有东西贴着我的皮肤，真奇怪，我以前从来没感觉到过。

c）这个实验让我头痛。

答案

b）如果你的神经持续感觉到某样东西就像你的衣服，它们就会逐渐习惯，不再敏感。这就是为什么你平常感觉不到你的衣服，甚至有时候你会忘了穿衣服。不过，希望你没穿的时候你能注意到。

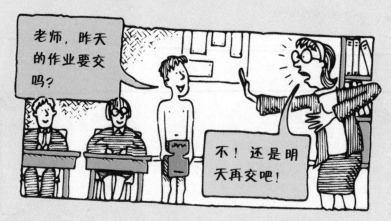

如果是 c），不要如此集中精力，放松一点儿。如果你的答案是 a），想想你是不是有可能只穿了袜子。反正，我们现在的眼睛有点儿疼，什么也没看见。

眼见为实

你可能认为你是亲"眼"看见的，但你的眼球只是和相机差不多的一种从外界摄光的工具，是大脑而不是眼睛感觉到了外面的世界。听起来有点儿复杂？好，值得庆幸的是，神经电话已经记录了所有的信息，你慢慢地想，总会想明白的。

看看这些……

你用你的眼球来观察，一幅图像聚焦在视网膜上，你眼球里无数的感光神经细胞把图像以神经脉冲的形式发往大脑。现在继续往下看……

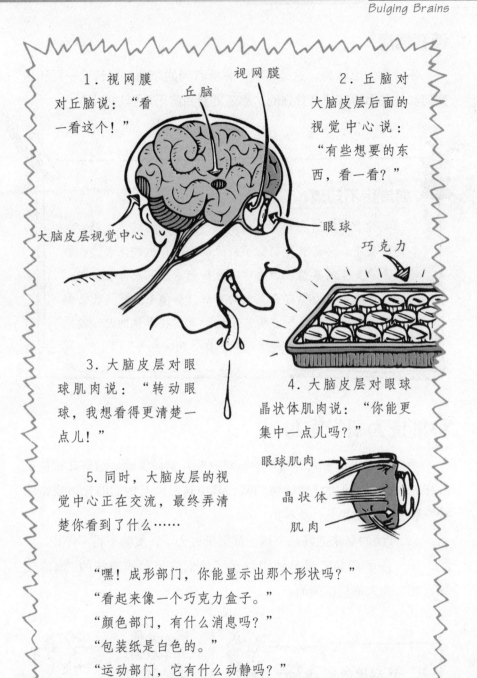

1. 视网膜对丘脑说："看一看这个！"

视网膜

丘脑

2. 丘脑对大脑皮层后面的视觉中心说："有些想要的东西，看一看？"

大脑皮层视觉中心

眼球

巧克力

3. 大脑皮层对眼球肌肉说："转动眼球，我想看得更清楚一点儿！"

4. 大脑皮层对眼球晶状体肌肉说："你能更集中一点儿吗？"

眼球肌肉

晶状体

肌肉

5. 同时，大脑皮层的视觉中心正在交流，最终弄清楚你看到了什么……

"嘿！成形部门，你能显示出那个形状吗？"
"看起来像一个巧克力盒子。"
"颜色部门，有什么消息吗？"
"包装纸是白色的。"
"运动部门，它有什么动静吗？"
"没有，它是静止的。"

读者信息

不管你怎么认为，这是事实，你所看到的东西，包括这一页和这些词都是在你的脑子里看到的。你还需要用脑子理解这些词。

你肯定不知道!

想象你正在进行科学课的考试，在这种时候你的精力是如此的集中，你都有可能看不到除试卷以外别的东西，也听不到旁边发生的事情，因为你的大脑把这些"剔除在外"，才能让你集中精力做你正在做的事情。科学家目前还无法解释大脑是如何做到这一点的，不过如果你在考试的时候没有那么做，那你的科学课老师就要把你"剔除在外"了。

你能成为科学家吗

美国凡帝贝尔塔大学的科学家对一些儿童做实验。这些儿童被蒙住眼睛，拿一些旧的T恤让他们闻，其中这里面有他们的兄弟或姐妹的衣服，你猜结果是什么样的……

a）T恤的臭味把好几个孩子都熏晕过去了，实验不得不停止。

b）孩子们非常轻易地识别出了他们的兄弟或姐妹的T恤的气味，75％的人都是正确的。

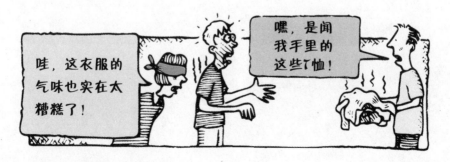

c）孩子们不能分辨出他们的兄弟或姐妹的T恤的气味。

答案

b）在实验中，18个孩子中有16个能根据气味辨别出他们的兄弟姐妹。你的嗅觉比你想象得要好，如果你躺在地板上，你能很清晰地判断出某些人穿脏袜子走过的那种臭味。

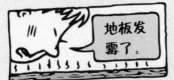 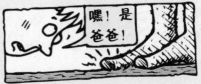

（你现在没有必要试）要知道你可以识别出10 000种不同的气味。真是不得了！

混合感觉

当然，在每天的生活中，你的大脑运用所有的感觉器官呈现出你周围发生的情景。可能你会对它们是如何组合在一起的感兴趣，你的任务是吃巧克力。太高兴了吧！

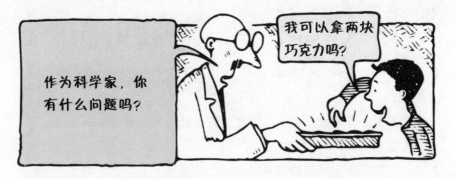

（但不是听起来这么简单）在我们开始之前，先听听神经电话的信息，看看都将发生什么事情。

仅仅吃一口 （接47页）

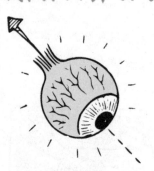

6. 视网膜对视觉中心和脑干说："我不能把眼睛从巧克力上移开。"

7. 脑干对大脑皮层说："前面有一些好东西，要不要先去侦察一下？"

8. 大脑皮层对手指和手臂说："伸出手指，抓住巧克力，什么感觉？"

9. 手指触觉接受器对丘脑说："告诉大脑皮层，它很不错，凉凉的，又滑又软。"

10. 丘脑对大脑皮层的感觉区说："你想要吗？"

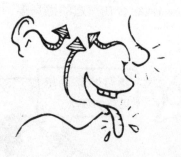

11. 耳朵对延髓说："嘿，听听那个盒子里有什么声音。"

12. 延髓对丘脑说："告诉大脑皮层，还有整整一盒。"

13. 鼻子对丘脑说："哇，好香的巧克力啊，告诉大脑皮层闻一闻。"

14. 舌头对大脑皮层说："我已经准备好吞掉它们了，我的口水都要流出来了！"

读者请注意

看见巧克力流口水是一种反射行为，是由大脑到唾液腺的神经引起的。你是不是真的要流口水了，那可千万别滴在书上。

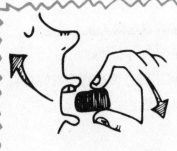

15. 大脑皮层对手指、嘴和颌部肌肉说："好，巧克力看起来很不错，让我们把它放入口中。张开嘴，把巧克力慢慢地、准确地放入，手指没完全拿出嘴之前不许闭嘴。"

16. 舌头对延髓、丘脑和大脑皮层说："噢，噢，今天过圣诞节还是有别的什么事，我的味蕾很兴奋，多么好吃的东西啊！"

咕咚

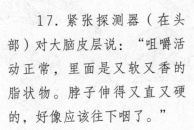

17. 紧张探测器（在头部）对大脑皮层说："咀嚼活动正常，里面是又软又香的脂状物。脖子伸得又直又硬的，好像应该往下咽了。"

读者再请注意

你是不是非常想自己试一试？实际上你已经进行了相当一部分活动了。但如果你想试试你的大脑是不是能处理所有这些感觉，你可以让爸妈给你一些巧克力。你可以说你需要一大袋才能把这个科学实验做得完全正确，如果你爸妈相信的话，还可以跟他们说你必须要到公园去做这个实验。

你是怎么进行的？

a）我吃得太快了，都没有机会看那些步骤。

b）我被这些步骤弄糊涂了，咬了我自己的舌头，哎哟！

c）非常好，我的感觉器官和大脑配合得非常好。

如果你选 a），噢，亲爱的，这可不好，你最好用别的巧克力再试试。如果是 b），你最好往下看，因为现在你正好有点儿痛。

痛的感觉

痛是你能感觉到的最不好的事了。而你也肯定有过许多痛苦的经历……

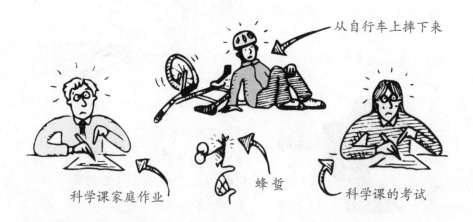

从自行车上摔下来

科学课家庭作业

蜂蜇

科学课的考试

你敢试试如何忍受疼痛吗

读者请注意

鉴于这类实验实在太残酷，所以已经被明令禁止了。既然实验做不成了，下面我们还是列举一些有关疼痛的事实吧。

疼痛的体验

1. 痛是大脑在你身体的某些部位所玩的一些小伎俩。想象一下你的脚趾踩在石头上或者是猫尾巴上的感觉。

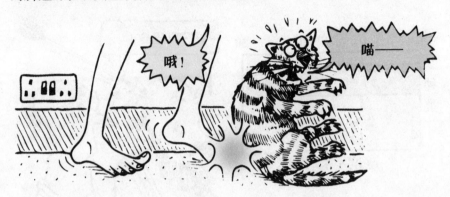

你可能会觉得你感觉到的痛是在大脚趾上产生的，可实际上，你是在大脑里经历的痛，因为这里才是痛觉信号产生的地方。

2. 你的身体各处聚集着无数的痛觉接受器。对身体的任何伤害对大脑来说都只是一种炽热的紧急信号——但为了防止将来更大的伤害，痛觉接受器必须得让大脑知道现在的情况，采取一些措施，避免受到进一步的伤害。

3. 受到破坏的痛觉接受器会在受伤的地方产生一种化学物质，它刺激神经向大脑发送痛的信息。

4. 越深层的痛觉接受器，其感觉就越不敏感，这就是为什么伤得很厉害，却不如刮破皮那么疼的原因。我们只能说体内深层的痛觉有点儿迟钝了。

小裂口

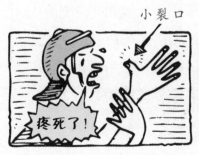

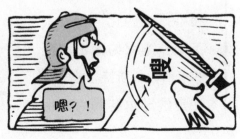

5. 不同的痛觉传递的速度不一样，在皮肤上刺一下的痛觉以每秒29.9米的速度传递。一些长一点的脉冲像烫伤或头疼等通过神经的速度就要"轻慢"得多，每秒1.98米。

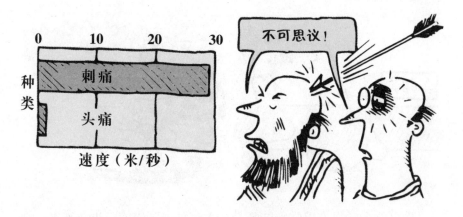

但"痛"并不仅仅是脑子里一种难受的感觉，换换口味，下面我们介绍一点好消息……

每 日 大 脑
一篇启发你思考的文章 第3752版 1975

真是一种解脱！

苏格兰阿伯顿大学的科学家宣称大脑能分泌缓解疼痛的化学物质。英国科学家约翰·胡斯和汉斯·科斯特立兹一直在美国巴尔特玛的精神学家的指导下从事研究工作。目前，他们宣称已经发现了他们所研究的东西——以前未知的一种名叫"脑啡肽"的化学物质，它可以阻碍痛觉信号的传输。我们在《每日大脑》中向这种伟大的新发现致敬。

《每日大脑》科学顾问阿兰·麦尔写道：

这种新发现的化学物质可以解释为什么做一些体育活动或其他分散精力的活动，如一场精彩的电影可以缓解你的疼痛的原因。大概做这些事情可以促使大脑分泌止痛的化学物质。

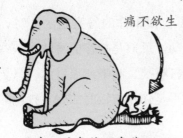

痛不欲生

没有娱乐条件下负载一头大象。

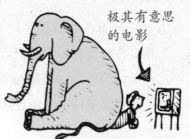

极其有意思的电影

有娱乐条件下负载一头大象。

你肯定不知道！

另一种止痛的方法是让你的神经传送别的信号来混淆其感觉。如果你那儿很疼，你可以用你的手挠一挠或放一块冰。这样可以让那个地方的神经输送更多的别的信号来减缓痛觉。

痛的本质

事后，你很难再想起痛的感觉，你残忍的大脑想让你感觉到的每一次痛都像有生以来第一次那样刻骨铭心，这种情况下你才会采取措施，做点儿什么。痛苦的本质是痛，就是这样的，你的大脑让你吸取这个痛的教训。

你可能会觉得在一个没有痛的世界里，生活会更美好，是吗？你可以无止境地踩石头而不用担心脚会疼，直到有一天你的脚指头掉下来。当然，如果你在刚开始的时候能感觉到脚疼，你肯定会贴一些膏药，或去看医生，也就不会失去脚指头了。顺便说一下，如果你光流血而不疼，或者甚至还有一种很舒服的感觉，想想吧，你根本不可能长到这么大……

好玩的反射

你有没有想都没想就做了的事？如果你的答案是："对，我总这样。"那么你肯定有不少反射活动。反射是指你的身体对一些信号做出固定的反应的行为。比如说像打喷嚏、咳嗽或流口水，只要你一开始，你就再也忍不住了（不过这不是你在吃饭时放屁、打饱嗝的理由，这些都不是反射动作）。

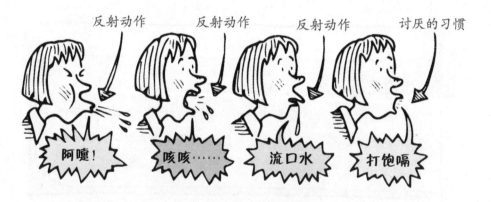

反射动作　　反射动作　　反射动作　　讨厌的习惯

阿嚏！　咳咳……　流口水　打饱嗝

你应该知道的更多的有关反射的事实

1. 反射的事儿不归你的大脑管，这些信号直接到脊髓再反射到神经控制你的行为。这比较节省时间，也就是说，你碰到热盘子把手缩回来的时间只需要0.03秒，而不是信号经过大脑后的0.8秒。看明白了吗？

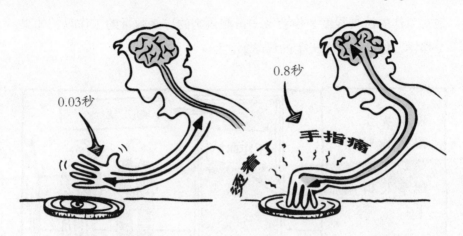

2. 有关反射的重要研究有很大一部分是由俄国的伊万·巴甫洛夫（1849—1936）做出的。巴甫洛夫是个冷酷无情的人，特别是当有人冒犯他的时候就会暴跳如雷。幸好，他不是老师，只是一个科学家。

不幸的反射行为

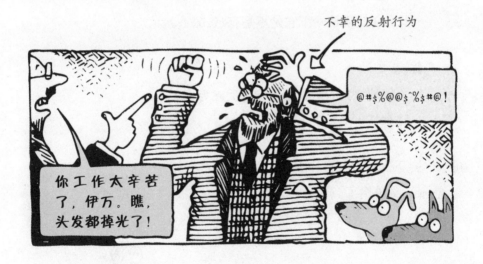

3. 他最有名的实验是通过训练来形成狗的反射行为。狗看见食物的时候流口水，巴甫洛夫在每次喂食之前都先摇几下铃。一段时间后巴甫洛夫光摇铃，不喂食物，狗照样会流口水。

4. 巴甫洛夫十分注重科学的准确性，即使是狗的口水的数量他也要测量一下。这对他的工作并没有增加什么特别的价值，只是反映了

57

他对工作的认真程度。你会做一份测量狗的口水数量的工作吗？如果是那样，你可能是个天生的科学家。

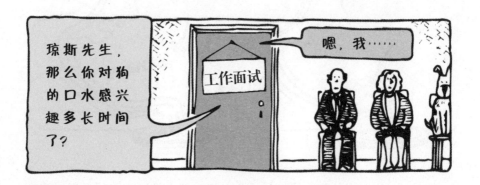

你敢亲自试一个反射动作吗

你需要什么？

一只狗（先确认一下它是不是有4条腿）。

你需要做：

1. 不停地挠狗的后背直到狗有反应为止。
2. 注意接下来发生了什么。

接下来发生了什么？

a）狗卧倒了。

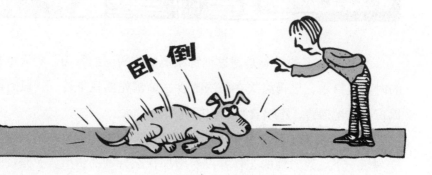

b）狗用它的后脚挠了挠它自己的后背（它可能认为你的手是一只大跳蚤）。

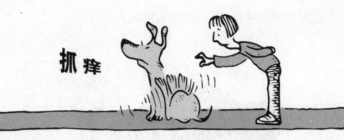

抓痒

c）狗摇摇尾巴，伸出舌头，把口水滴得到处都是。

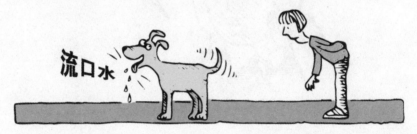

流口水

答案

b）狗经常无意识地抓痒，就像你打喷嚏一样。狗的反射行为所涉及的神经由英国科学家查尔斯·谢灵顿（1857—1952）发现，他也因此获得了诺贝尔奖。如果答案是 a），你的狗很可能断了一条或两条腿。

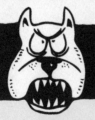

健康告示！

不要在你邻居家的大狼狗身上做这个实验，否则你可能永远都不能自己系鞋带了。

恭喜！你已经顺利地读完了这一章，不过现在有一个坏消息：目前为止你看的都是大脑轻易就能理解的材料，下一章可能要费点劲。

现在是你充分利用你聪明的大脑的时候了。

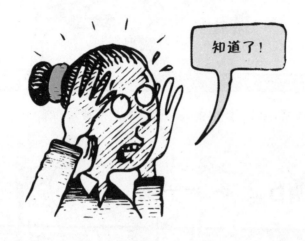

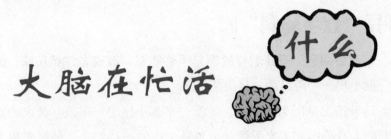

大脑在忙活

有时候你需要你聪明的大脑做比吃巧克力难度更大、更聪明的事。比如说，听听音乐、思考思考、讨论讨论问题、看看书什么的，噢，你是不是觉得它们并不难？实际上它们很难、很复杂。但不要担心，当你读完这一章，你的智力水平可以提高一大截，当然也有可能只提高了一点点。

先分清左右

你的大脑皮层（你记得吗？皱巴巴的，大脑中思考问题的那一部分）是分成两半的。要了解你怎么使用你的脑子，你得先知道这两个半球之间如何合作，记住大脑皮层有一半比另一半要能干得多，它负责了绝大部分的工作。但是哪一半呢？下面的图会帮你区分的。但不要忘记大脑的左半球负责身体右面，而右半球负责身体的左面，明白了吗？

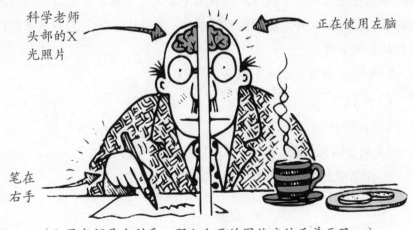

科学老师头部的X光照片

正在使用左脑

笔在右手

（如果老师是左利手，那么上面的图就应该反着画了。）

你是"双手同利"吗

"双手同利"意味着你的两只手都能写、画或者打乒乓球、弹吉他、捉小鸡——两只手一样灵活。

这种情况是因为大脑皮层的哪一半都不比另一半差。著名的双手同利的人有英国艺术家爱德文·兰登（1802—1873）。他经常用右手画马同时用左手画鹿，你自己也可以试试，不过做起来可要比听起来难多了。

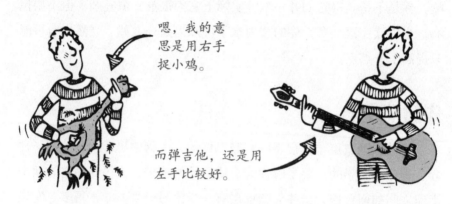

嗯，我的意思是用右手捉小鸡。

而弹吉他，还是用左手比较好。

考考你的老师

你的老师是左利手、右利手，还是双手同利的人？这个令老师发笑的测试会使他的脑子极度紧张直到下课为止。如果你觉得你还算善良的话，你可以在开始测试前先给老师一点线索，所有的答案都是针对右利手来说的。

1. 刚出生的婴儿基本上都是……

a）左利手

b）右利手

c）双手同利

2. 你总用大脑的哪一半做难的数学题？

a）左面

b）右面

c）哪面也不是，我用计算器做

3. 你总用你大脑的哪一半和你的朋友聊天？

a）左面

b）右面

c）用左面和普通的朋友聊天，但用右面跟重要的人物——如校长聊天：

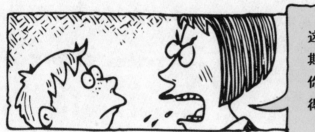

这可不行，史密斯，和我谈话时你的两边脑子都得用上。

4. 你总用你大脑的哪一半画水彩画？

a）左面

b）右面

c）哪个也不是，是小脑做的

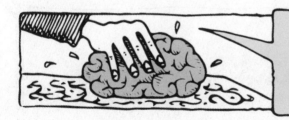

我用整个脑，瞧，印出来的图案多棒！

5. 日本人的大脑分工有什么特殊之处？

a）他们同时用大脑的两个半球谈话

b）讨厌的昆虫声音引起左脑的活动，而不像一般人引起右脑的活动

c）他们能大声说话而他们的大脑并没有什么异常行为

答案

1. c）婴儿的两个脑半球的功能一样大，孩子到2岁之前，任何一个半球的优势都不会显示出来。

2. a）如果你是右撇子，你读、写及求和大都用的是你的左脑；如果你是左撇子，你大都用你的右脑完成这些任务。

3. a）左面也处理大声说话的活动，可怜的右面不得不把所有的时间都用来听左面唠叨。

4. b）至少大脑的右面是参与到所有有意思的艺术活动中的，像拼画板或画画。

5. b）这个研究成果是由日本科学家塔达诺布报告的。一些日语单词听起来像昆虫或水的声音，因此科学家认为日本人用处理语言的左脑来听这些声音（如果你的老师能解释这个理论，你可以考虑给他加附加分）。

你肯定不知道！

科学家还是不怎么明白为什么你用大脑皮层的后面看东西，而不是前面你长眼睛的地方。你用左脑看右面的东西，用右脑看左面的东西。

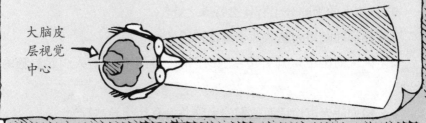

大脑皮层视觉中心

你想试试你是"左利眼",还是"右利眼"吗

你的左眼是由你大脑的右脑控制的,而右眼是由左脑控制的。但你的哪侧脑更占优势呢?你可以用下面这个方法测一测……

你需要什么?

1. 一个手指(最好是你自己的手指)。

2. 两只眼睛(只能是你自己的了)。

3. 一个大约1米远的静物(是什么东西都没有关系,可以是一张画、墙纸甚至是一只死老鼠)。

4. 一把尺子。

你需要做:

1. 把你的手指放在离鼻子12厘米远的地方。

2. 用眼睛盯着那个静物,手指应该在你的视线范围内,注意手指的位置。

3. 现在轮流闭上你的左眼和右眼。

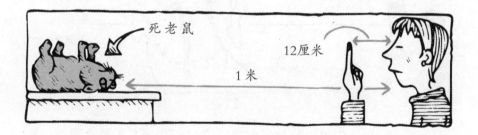

你会注意到什么?

a)什么也没有,别人开始问我在向谁眨眼睛,让我非常尴尬。

b)每次我眨眼睛的时候,手指往旁边跳。

c)我眨一只眼睛的时候,手指好像是静止的,而眨另一只时它往旁边跳。

答案

c）如果你用你的那只占优势的眼睛看，手指是不动的，这是因为你睁着两只眼睛的时候，也主要是通过这只眼睛看的。右利眼的人往往右眼视力比较好，这样才能用左脑看到他们做的事情。好了，明白了吗？下面你可以休息一下眼睛，听会儿音乐了。

你能成为科学家吗

当你听音乐时，你的脑子要用到以下几个部分……

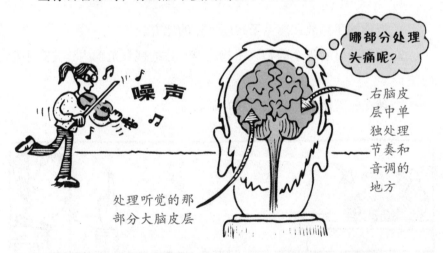

噪声

哪部分处理头痛呢？

右脑皮层中单独处理节奏和音调的地方

处理听觉的那部分大脑皮层

20世纪70年代美国的神经生理学家杰斯芬·本杰和哈瑞德·格顿研究了这些区。他们在流向右脑的血管中注射了大量高效的止痛剂，这可以让右脑暂时睡一会儿。当他们只用左脑唱歌时他们的声音像什么？

a）很动听，和受过训练的歌唱家差不多。

b）他们张开嘴，却发不出声音来。

c）听起来像牛犊在尖叫。

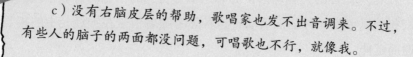

答案

c）没有右脑皮层的帮助，歌唱家也发不出音调来。不过，有些人的脑子的两面都没问题，可唱歌也不行，就像我。

和老师开个玩笑

读者请注意

你需要为这个玩笑冒风险的，如果你被逐出教室不要怪我。你所需要做的仅仅是在办公室门口大声地唱歌……

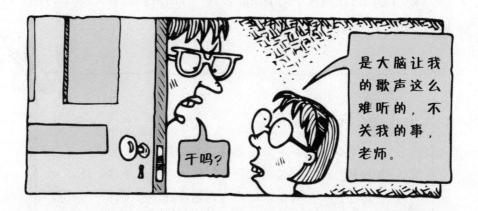

答案

歌词是由你的左脑控制的，而音调是由右脑控制的。当你唱歌的时候你的大脑皮层很难在同一时间处理两套信息。我的意思是，你得到你的记忆中心去记起你要的歌词还要发出它的读音，同时要协调音调。著名的歌唱家处理声音和音调的右脑皮层往往要比一般人的发达。明白了吗？没有？为什么不让你的脑子多想想呢？

你自己思考（这并不容易）

1. 思考是你的大脑理解世界和组织你得到的信息的有效手段。科学家相信思考是一种脑部活动，这种思考随着信号在神经元中的相互传递而延伸。

2. 不同的任务，像说、嗅、记忆都是在大脑的不同区内。但思考的时候，大脑皮层中的神经元都要参与活动，活动的区域随着你做的事情的变化而变化，你精力的集中程度或者你的心情也能影响大脑活动的方式。

3. 大脑神经元在大部分时间都是被激活的，科学家认为这可能意味着你的大脑会随着记忆的积累逐渐成熟起来，因为思考会抽出记忆中的某些部分形成有特殊目的的想法。

4. 当你同时做两件不同事情的时候，你的两侧大脑里分别会有不同的思路。这是好事吗？可能你对此有两种想法。

你肯定不知道！

你同时可以有许多想法，其数量并没有受到任何限制。你不相信我，是吗？好，继续往下读，还记得你的大脑有数不清的神经细胞吗？如果你把一个神经细胞放大10 000倍，它就像一棵有5000个分权的小树。

科学家认为大脑里面有100 000 000 000个神经突触（记住这是神经元中间的间隔）。科学家相信每个想法都可以从任何一条通道上走，所以一种想法可以走的路径可能要比整个宇宙的原子都要多。这就是说，你大脑的思考能力是无限的。

哇！这确实值得琢磨琢磨。但奇怪的是，尽管我们大脑的思考能力是无限的，但同时做几件事的时候我们还是有些转不过弯来。

你能成为科学家吗

心理学家给两个学生布置了两个好玩的任务。

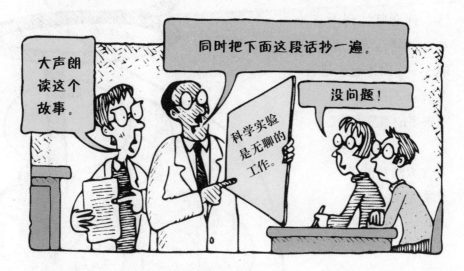

你觉得这些学生会完成任务吗？

a）他们不可能完成的，大脑是不能同时读、听、说、写的。

b）他们发现他们抄写的是那个故事，而大声朗读的是科学家们给的那段话。

c）尽管刚开始有点慢，还总出错，但他们很快就学会了如何在同一时间内完成多项任务。

答案

c）大脑能迅速地被训练成同时完成多个任务。帮助你实现这个功能的是小脑。这也可以解释为什么你的理发师可以一边给你剪头发，一边还可以和你聊天，而且并没有把你的耳朵剪掉。

有关交谈中的语言和有关语言的交谈，这章的后半部分恐怕真的会让你的舌头转不过来。

跟你自己说

试着听你自己所说的话，你会感觉到语言是如此的不连贯，啊，呃……（对不起，这儿有点不连贯）还有很多的重复和错误。是的，说话是你大脑功能里最难完成的任务之一，为了谈吐适当，你必须得……

到你的记忆①里找出正确的词，并同时找出它的发音。

用大脑皮层的伯罗克区②发出正确的音，它应该给控制声带、舌头、嘴唇的大脑皮层传递一个准备说话的信息。

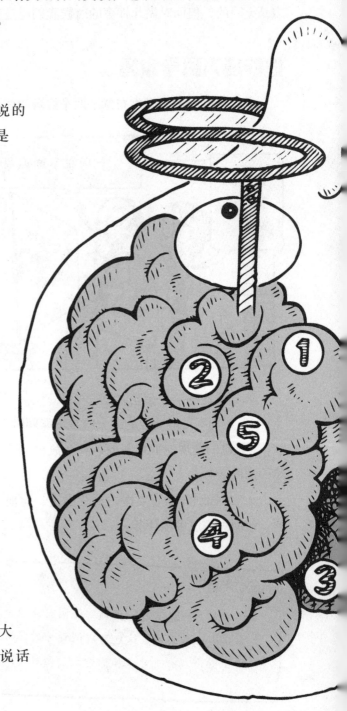

你需要小脑③来协调这些复杂的活动。

用你的温尼克区④把这些单词按正确的语法排列起来。

你还需要你的耳朵和大脑皮层中控制听觉的那一部分⑤来听和理解你所说的话。

这很（不）简单啊！一些科学家还是惊讶地发现一个好的演说家可以在1秒钟内说3个单词，即使旁边有人在他们的耳边嘟囔。

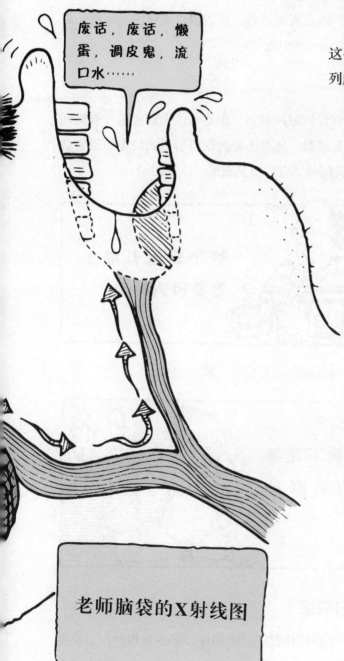

废话，废话，懒蛋，调皮鬼，流口水……

老师脑袋的X射线图

无法说清的语言问题

不过，当然了，事情还是要出点儿差错的。一般来说，在尴尬的时候，比如你和一个重要的名人谈话时，你的语言就要出点问题。就像下面这几个问题可能是由大脑引起的……

1. 蠢话

这时候你选的词还有你的语序都对，但是你的大脑皮层没有时间想想你说出来的话是不是很蠢。体育比赛的现场解说员快速的语言就特别容易出这种问题。英国的体育广播员戴维·卡勒门说：

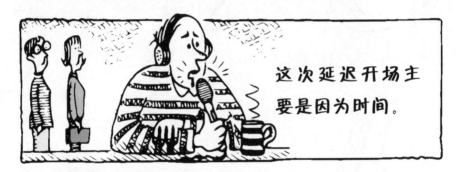

美国的足球比赛解说员兼经纪人杰里·科尔曼说：

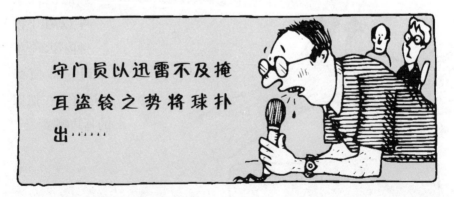

2. 词语互换（斯伯纳症）

这就是说你把某个字弄错位置了。比如说，你本来想说："我要洗脸刷牙。"结果你说了：

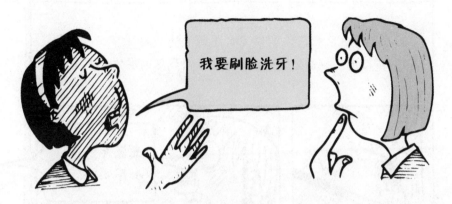

一般来说，你自己意识不到你的错误，这最有可能是伯罗克区出了点问题（这是大脑皮层中处理语言的部分）。词语互换是以英国牧师迪·斯伯纳（1844—1930）命名的，他总是犯这种错误。

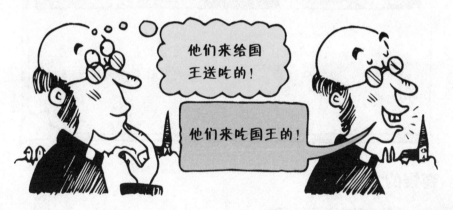

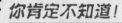

你肯定不知道！

1. 每100个孩子中就有1个患有口吃。口吃是一个句子里有几个字总重复的、不平稳的、不连贯的语言。患者说他们知道他们想说什么，但就是说不出来。

2. 科学家还不能确定口吃的原因，但好像男孩的患病率要高于女孩，而且好像越来越严重了，这可能也和伯罗克区有关。

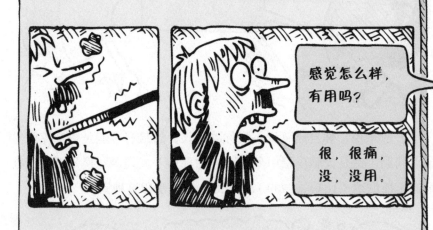

3. 在中世纪，人们以为口吃是舌头不能正常工作的原因，所以用了一些无效的治疗方法如用烧热的铁棒烫舌头。

感觉怎么样，有用吗？

很，很痛，没，没用。

4. 现在我们可以让患者在说话时更轻松，来消除口吃，使用的技巧包括说话慢一点，刚开始的时候舌头和嘴唇活动的幅度小一点。

奇怪的大脑表达

两个心理学家正在闲聊……

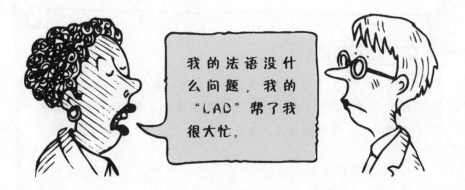

我的法语没什么问题，我的"LAD"帮了我很大忙。

也许你可以让"LAD"帮你做作业？

答案

可能。一些心理学家相信大脑里有不用教就能熟练应用的一部分。他们把这部分称为语言熟练器（LAD）。所以，谁知道呢，也许你的LAD已经帮助你了，没有它，我们学生词或外语时要难得多。

全新的语言

有时，在你的课程中不得不有一门外语，现在世界总共约有5000种语言。它们的声音都很奇特。

HELLO! 嗨，你好！

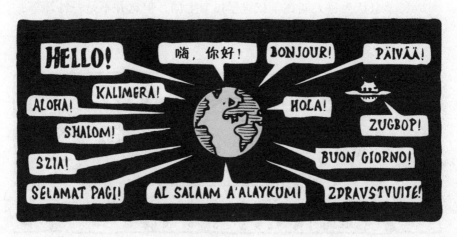

例如，在南非的一些语言中包含着一些奇怪的敲击声。但是，无论你学什么语言，一旦你学会说，那你就必须得学会读，这和咱们接下来要做的正好有些重合。

读完它

好了，你觉得继续读这本书怎么样？很容易还是有些枯燥，还是有一些词不能完全理解？

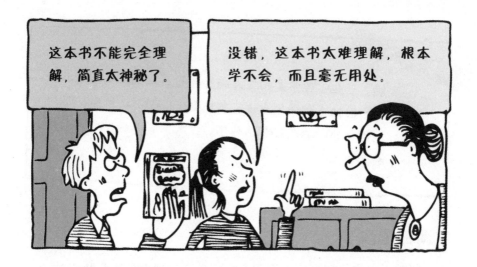

继续，试试能不能记住这些黑体字？这些都是用来欺骗你的老师的虚张声势的词语。

科学家认为每天能在学校里学10个生词，但这并不是一件坏事，毕竟你到处都可以看到这些词。

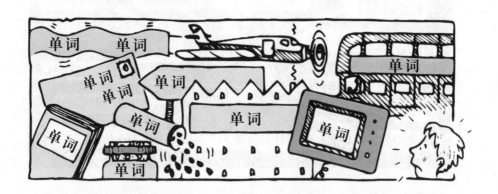

一个每天都看报纸的成年人每周大约要看100 000个单词。这包括他们在办公室、路上，还有爆米花的包装盒上看到的所有单词。

有趣的阅读

阅读是非常伟大的一件事。当你沉浸到一本好书之中，你会忘了周围的一切，但没有大脑的帮助你连一个句子都读不完。下面你可以发现在你阅读的过程中大脑是如何做的。只需要听听那些神奇的神经电话就可以了……

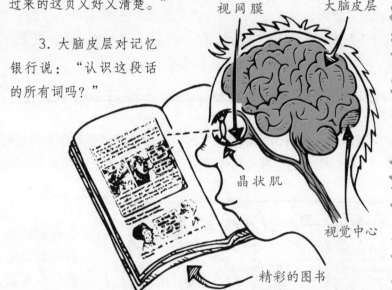

1. 大脑皮层对晶状体神经说："这页看起来有些模糊，再近一点。"

2. 大脑皮层视觉中心对大脑皮层说："从视网膜中传过来的这页又好又清楚。"

3. 大脑皮层对记忆银行说："认识这段话的所有词吗？"

视网膜　　大脑皮层

晶状肌

视觉中心

精彩的图书

4. 大脑皮层对语言中枢说："快醒醒，我需要把这些字母转化成声音。"

5. 大脑皮层对记忆银行说："嘿！快查查这些单词是什么意思，我都忘了。"（答案应该在200毫秒内传输来。）

6. 大脑皮层对眼球神经说："真有意思，继续扫描，看看还有多少这页就结束了？"

读者请注意

现在让你的大脑把眼睛移到文章的下一部分，这应该只花30毫秒。嘿，等等！你还没读这一部分呢……

你肯定不知道！

很多非常聪明的孩子阅读都有困难，这主要是因为出现了一种叫"阅读障碍"的情况。科学家还不能解释是什么引起的阅读障碍，但这种情况有好几种不同的形式。有些是从下面往上看或从后往前看，还有一些是患者能看见纸上的字，但他们的大脑不能反应出这个字的读音。

老师们认为阅读是非常重要的，不过他们可不是让你读着玩的。他们之所以叫你们读那些枯燥的书，是希望你能从中学到一些知识。

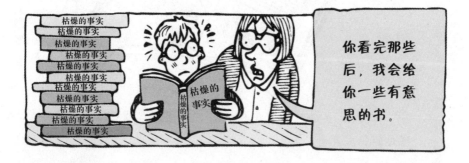

你看完那些后，我会给你一些有意思的书。

是不是有点痛苦？好，也许你可以参考一下专家的意见，那么，继续往下读吧，下一章会让你学到更多的东西。

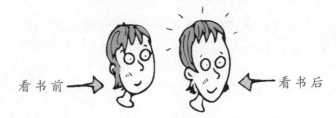

看书前 ➡　⬅ 看书后

学点儿东西真叫难

你觉得学习有意思吗？你会在床上跳起来说：

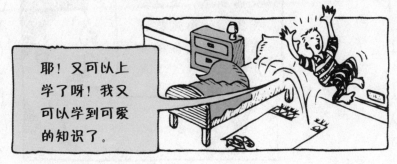

耶！又可以上学了呀！我又可以学到可爱的知识了。

或者你缩在床上想：

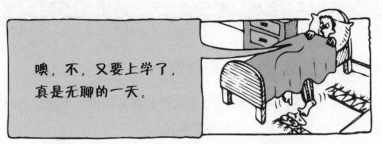

噢，不，又要上学了，真是无聊的一天。

好了，振作一点儿，学习是你那聪明的大脑最重要的任务之一。而且这个过程可以变得非常有趣，比如现在……

学习的档案

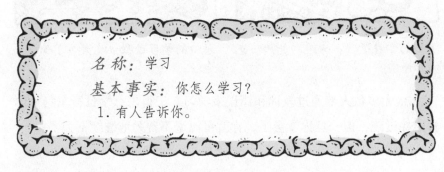

名　称：学习

基本事实：你怎么学习？

1. 有人告诉你。

2. 你自己记住的。

3. 无论你做什么事，你用这些信息帮助你。

惊人的事实：一些心理学家认为人超过25岁，学习就越来越困难，这可能是因为记忆力开始减弱。但又有些科学家说年龄越大，学习越轻松，那为什么不把那些大人送到学校里去呢？

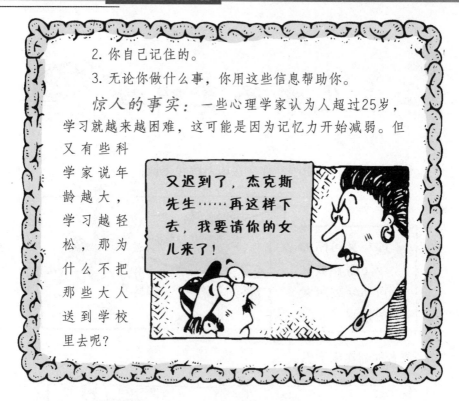

又迟到了，杰克斯先生……再这样下去，我要请你的女儿来了！

一些要学的东西（务必要做）

1. 你无时无刻不在学习——不仅仅是在学校里。无论什么时候你看到新东西或者新方法，你都是在学习。

2. 学习过程有的很美好，有的则差点儿：

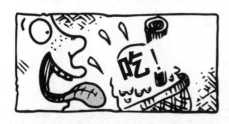

美妙的学习过程：味道鲜美的巧克力冰激凌

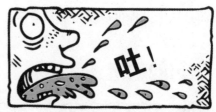

恶心的学习过程：吃太多了你就会吐

3. 大多数人都通过教训和错误来学习。记得怎么学自行车吗？你肯定摔过跤，但一旦你学会了，你就可以毫不费劲地继续下去了。

和老师开个玩笑

给你的老师送一杯他最不喜欢的不加糖的苦咖啡。记住——一般都是这样的，轻轻地敲一下办公室的门，门打开后，笑得灿烂一点儿、真诚一点儿。

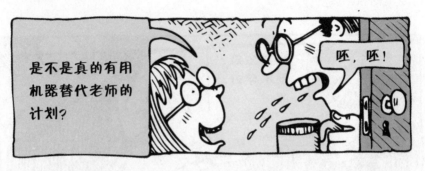

是不是真的有用机器替代老师的计划？

呸，呸！

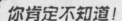

答案

是的，在20世纪60年代美国心理学家白胡斯福·斯格纳发明了一种教学机器叫迪大克，这个机器显示一个你必须得完成的句子，如果你做对了你才有机会做更难的题。

噢，天啊！

好消息是：机器从来不会骂我们。

坏消息是：它不会回答问题，也不会和你聊天。

你肯定不知道！

对于一些学习有障碍的学生来说，是不是真的老师或是教学机器都无关紧要。这种病可能是下面几个原因造成的：有时是因为阅读障碍或是眼睛有点儿问题；更有可能是学生对课程不感兴趣；或者是学生不能胜任课程所要求的读、写、说的技巧。

科学家画廊

约翰·B.沃森（1878—1958） 国籍：美国

沃森小时候有学习障碍，这可能是他总惹麻烦、经常跟人打架横行乡里的原因。

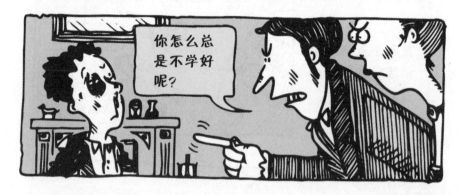

随着年龄的增大，他慢慢地介入到犯罪行为中去。但16岁的时候，他变了很多，开始在家里拼命地学习，之所以要这么用功是因为他想上大学成为一个科学家。

但到大学之后，沃森还是发现他有学习障碍，他听不懂老师的课。（是不是和你有点儿像？）

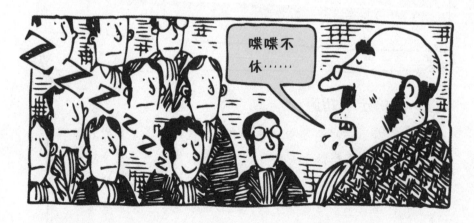

但他被老鼠的学习方法吸引住了。下面就是沃森的笔记本上所记下来的东西……

伟大的老鼠实验

今天真是伟大的一天！！！我准备找出老鼠是否能从可怕的经历中吸取教训。我已经花了一周的时间做出了一个实验用的3米长的小通道，我把它叫作"鼠跑道"。

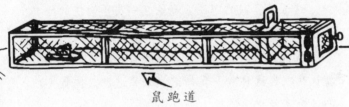

鼠跑道　　　　　　　　　　　　我

步骤1

现在可以试一试了，老鼠会跑去拿食物吗？是的！是的！是的！……老鼠跑过"鼠跑道"抓住了食物，真棒！这证明了当你给老鼠新的东西如食物时，学习的过程发生了，这改变了老鼠的行为。现在我要进一步证实一下我食物 的想法。

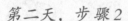

第二天，步骤2

我用一块厚玻璃挡住了"鼠跑道"的门，老鼠还会往里跑吗？

是的，它跑得很快，一下子把鼻子撞在玻璃上了。哦！可怜的老鼠。如果我是对的，老鼠下次肯定不会再撞上了。让我看看……

食物

第三天，步骤3

　　我没有用玻璃挡住门，老鼠还会跑吗？可能它已经知道它会撞上的，所以它不会冒险。是的，它害怕了，实际上它在诱人的食物面前吸了吸受伤的鼻子，然后转身走开了。

还是算了吧！

　　这证实了我的想法。老鼠在一次不愉快的经历后，会吸取教训，改变它的行为。

　　我想，人类也一样，包括我自己。我的老师就让我吃过这种亏，我知道如果我逃课，他肯定会给我不及格。

　　沃森的实验导致了心理学家中的行为学家的一次新运动，他们相信，通过惩罚或奖励，我们可以帮助老鼠或人类学习。沃森认为，通过研究老鼠的行为有助于了解人类的行为，但当他把人类和老鼠相比时，还是引起其他科学家的抗议。

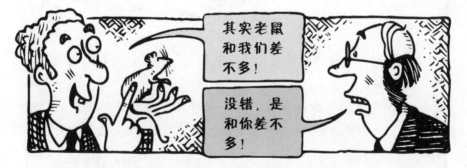

其实老鼠和我们差不多！

没错，是和你差不多！

　　最后，沃森辞掉了他在大学里的工作，去做了一名广告推销员，他把他的有关学习的理论用到了如何卖婴儿爽身粉上。

沃森认为：

1. 老鼠跑到"鼠跑道"里去，是因为它知道里面有食物。对老鼠来说，食物本身就是一种奖励，有了奖励，老鼠就会乐于按你想的去做。

2. 你可以用广告给人们一个印象：只要买你这个牌子的爽身粉，婴儿会更愉快，父母也会更高兴。这种感觉就是一种奖励，所以人们选择买你这个牌子。

但这个计划有用吗？你怎么认为？

a）沃森在广告上设计了一只老鼠后，被炒鱿鱼了。

b）沃森的计划失败了，人们不愿意和老鼠相比，我们选择商品时并不一定要感觉良好。

c）沃森是对的，他成了一个百万富翁。他的想法是现代广告的原则。

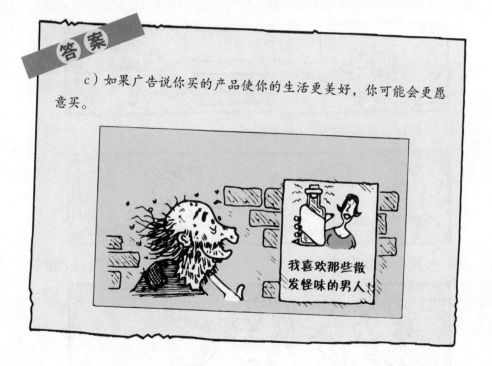

【答案】

c）如果广告说你买的产品使你的生活更美好，你可能会更愿意买。

你聪明吗

　　你善于学习吗？如果是这样，你可能是聪明的。但心理学家并不同意这个观点，尽管很多人都认为聪明意味着一种解决新问题的能力，不过在你夸别人聪明、机智、有头脑之前，下面的快速智力测试可以帮你做出判断。

判断对错

　　1. 小脑袋的人没有大脑袋的人聪明。这是因为大脑袋的人的大脑比较发达。　　　　　　　　　　　　　　　　　　　　　　　　　对／错

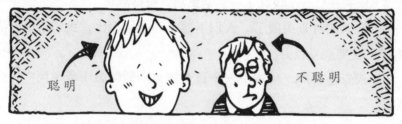

　　2. 你学习的时候，大脑皮层上的神经元有特殊的连接。　对／错

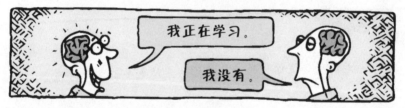

　　3. 玩计算机游戏可以让你更聪明。　　　　　　　　　　　对／错

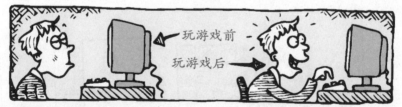

　　4. 吃鱼有益于你的大脑。　　　　　　　　　　　　　　　对／错

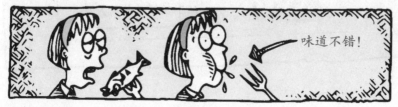

答案

1. 错。你的脑子的大小和你的智力无关。比如说大象的大脑重达8千克，是人类大脑重量的5倍多，但没有人认为大象会获得今年的诺贝尔奖。

2. 对。聪明和大脑皮层里面的神经元的连接关系密切。如果你的大脑皮层里有一些重要的连接，你学东西肯定会更快，别人也会夸你聪明。

3. 错。但科学家认为计算机游戏玩得多的孩子在大脑皮层控制手的运动的那一部分建立了更多的连接，这有助于他们玩游戏玩得更好、赢得更多。

4. 对。吃鱼能提高人的智力。海鱼富含碘，碘可以让你的能量消耗得更快，脑子思考得也更快。而且鱼、鸡肉、鸡蛋里面都含有丰富的乳酸，这是你大脑用来做神经元化学物质去甲肾上腺素的原料之一。多吃这些东西你的大脑会更灵活，思路更清晰，学得越快，变得更聪明。

大脑的成长

你知不知道你5岁时就已经学了你脑子里一半的东西了？

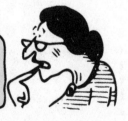

您是说您花了75年来学另一半，是吗？曾祖母！

在很多国家，5岁的孩子们甚至还没开始上学呢！你是不是不记得这个重要的学习阶段了？下面帮你重新回忆一下……

87

你5岁以前……

0—6个月

当你刚出生时，你只会呼吸、吮、吞，然后是伸懒腰、流口水、哭、打嗝、咳嗽，还有抓东西。你只能做这么多了，因为你的大脑还没有发育。

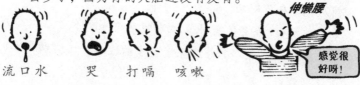

伸懒腰

感觉很好呀！

流口水　　哭　打嗝　咳嗽

6个月

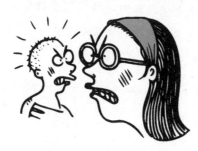

你的脑子大了一倍，神经元长大了，开始分权，形成了上百万个神经突触，你会打滚也会笑了，你还能学大人脸上的表情（现在可别学了，否则你会挨骂的）。

1岁

你已经学会用手捡东西了，你还刚刚发出你一生中头一个词，在这之前都是大人用哑语和你说话，你只是想弄出些声音表达你含混不清的意思而已。

但你的舌头和嘴唇还不灵活，所以发的音还有一些儿音。

你刚刚开始学走路，总跌倒。

我讨厌面包干

咯，咕，嗯……

2 岁

你能跳能跑了，还能说出274个词，你学的两个最重要的词是"尿哗哗"和"拉臭臭"。你还能自己判断出你必须去厕所的感觉，而且你可以告诉别人你想去厕所了。不久以后你就学会了如何用尿盆，不会尿得一地都是了，如果有时候出了点差错，你也能自己把裤衩脱了。

3 岁

你可以说一些短句子了，大约能掌握1000个词。你可以自己吃饭了，还可以学画画了。不过有时候，也许是你玩得太专注了，你还是会把尿和屎拉在裤子里（希望现在不再这样了）。

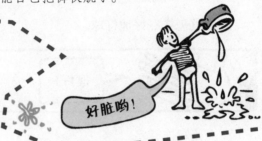

好脏哟！

臭死

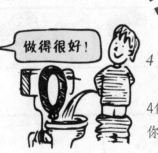

做得很好！

4 岁

你的大脑已经比你刚出生的时候大4倍了。你会用1500个词问一大堆问题，你那时候已经能一个人上厕所了。

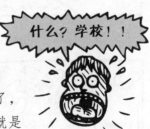

什么？学校！！

5 岁

你会讲故事了，也会单脚跳了，你的词汇量增加到了2000个，也就是这时候，你也快上学了。

接下来的几年……

在你6岁之后，你脑子里的事就不是那么惹人发笑了，但大脑皮层里面的神经元继续发育成形。大多数孩子在6岁和10岁之间学了下面的技巧：

在这里打"√"

□ 知道怎样好好地打球。

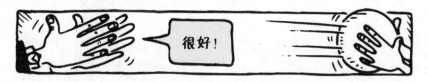

□ 会读写连笔字。

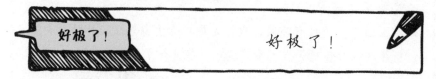

□ 能写故事和讲故事。

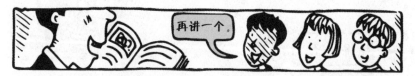

□ 会画画、写毛笔字，还会做模型。

□ 做一些简单的家务，我想这恐怕是长大的前奏。

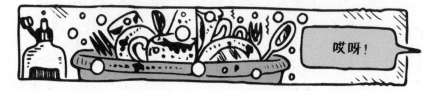

□ 在学校里学了很多生词和新鲜事。

你现在学得怎么样了？

当然，并不是所有的孩子都是以同样的速度发育的。有些要发育得晚一些，但这并不是说他们笨。科学巨人爱因斯坦到4岁才学会说话。而且女孩和男孩的发育速度也不一样。比如说，因为一些目前科学家还无法解释的原因，女孩大脑皮层中处理语言的那部分要比男孩发育得快，所以女孩说话说得早。女孩和男孩的大脑发育总是有一些方式和时间上的差别。

女孩和男孩

不用奇怪，心理学家们已经发现女孩和男孩在不同的事上各有优势⋯⋯

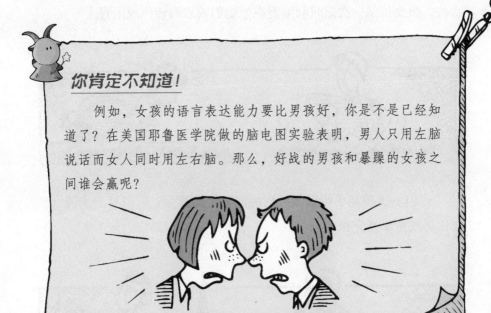

你肯定不知道！

例如，女孩的语言表达能力要比男孩好，你是不是已经知道了？在美国耶鲁医学院做的脑电图实验表明，男人只用左脑说话而女人同时用左右脑。那么，好战的男孩和暴躁的女孩之间谁会赢呢？

继续往下看你会发现⋯⋯

性别之战

科学家已经发现女孩和男孩在不同的事上各有优势，当然你可能是例外，科学家也一直在讨论这个问题……

1. 一项研究表明，男孩解难题的心算能力要比女孩强。非常聪明的男孩把问题集中到他们的右脑解决，而女孩同时用左右脑，时间浪费在把她们的思路转化成语言上。

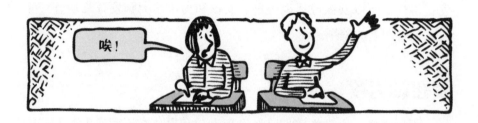

2. 让女孩和男孩同时堆三堆积木，男孩对于成品的想象力要更丰富些，而女孩又一次把时间浪费在把她们的思路转化成语言上。

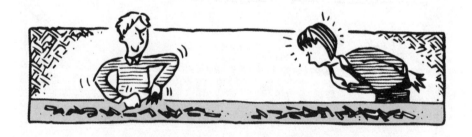

3. 但女孩控制手指做细致活的能力比男孩强，所以总的来说女孩要比男孩更早搭完积木。

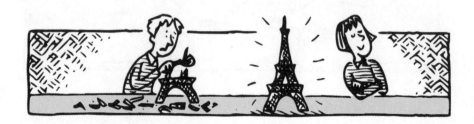

4. 男孩通常有很好的方向感，他们的右脑很善于形成一个清晰的思路。

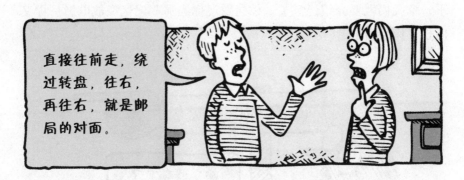

5. 但他们不善于记路标，女孩用她们记单词的大脑来记路标绝对没问题，尽管有时候她们对方向拿不太准。

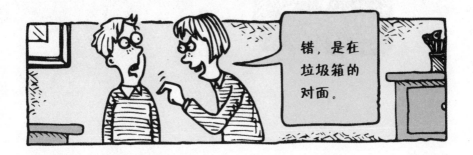

注意:

总的来说，每项科学研究都表明男孩和女孩在同一领域里的能力不同，使用大脑的方式也不同。但最重要的一点，他们一样聪明，现在可以闭嘴了吗？先生和小姐们！

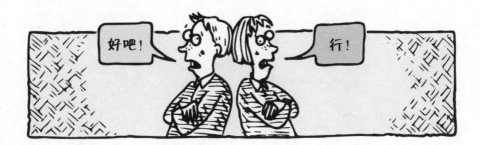

你应该理解了学习是大脑的一项重要的功能。现在你对本章的东西都掌握了吗？有一点是肯定的，你对记忆了解得还是不多。不过，下一章我们就要介绍记忆了，你会发现你的那些记忆像放电影一样又回到了你的脑子里……

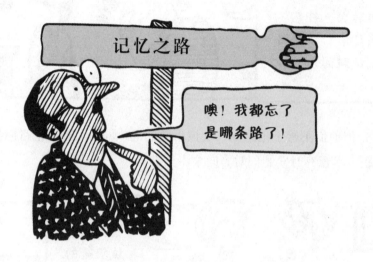

这样就能记牢吗

62301941

欢迎到这难以忘怀的一章来，这是有关记忆的。这个神秘的能力到底是怎么回事？它是怎么工作的？读完这本书后你还会记住什么东西吗？噢……我刚才讲到哪儿了？

记忆的档案

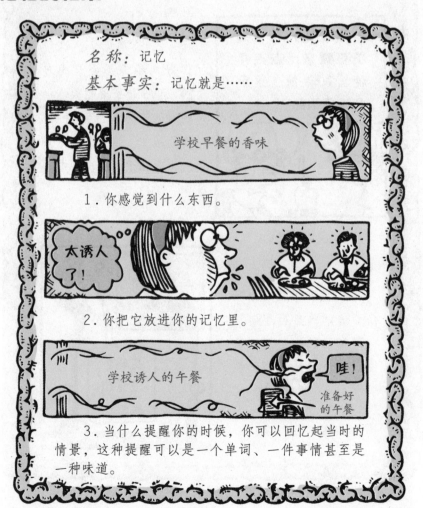

名称：记忆

基本事实：记忆就是……

学校早餐的香味

1. 你感觉到什么东西。

太诱人了！

2. 你把它放进你的记忆里。

学校诱人的午餐

哇！

准备好的午餐

3. 当什么提醒你的时候，你可以回忆起当时的情景，这种提醒可以是一个单词、一件事情甚至是一种味道。

惊人的事实： 你有3种而不是1种记忆模式。

1. 短期记忆。主要用于记电话号码等。你会在30秒钟内忘了它，有些孩子把科学知识也放这儿来记。

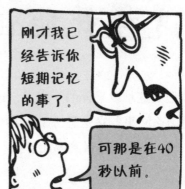

2. 长期记忆。这是你好几年都不会忘的东西，也是你爷爷收藏他年轻时的陈芝麻烂谷子的事情的地方。这两个记忆系统都存在于大脑皮层中。

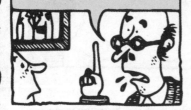

3. 特殊记忆是用来存那些如骑自行车时没有刻意记住的技巧。这种记忆主要是由小脑控制的。

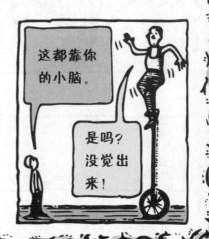

神秘的长期记忆

在大脑皮层深处的两个地方——丘脑和海马体，能帮助创造长期记忆。丘脑受到伤害的人很有可能记不住事故发生时的情况。1953年一个美国人为了防止过于活跃的神经元蔓延，把大脑两边的海马体全切除了，蔓延是被止住了，这个人对手术前的事还记忆犹新，但对手术后发生的所有事怎么也记不住了。

你肯定不知道！

老人也有这个问题，这好像也是和海马体的损伤有关。大约从30岁起，这个地方的神经元开始逐渐死亡，人们快死的时候差不多就只剩70％了。尽管科学家还不是很确定这个过程是如何发生的，但其结果却特别明显。也许我们有些老教师已经经历了这种记忆的退化。

是不是希望你的记忆再提高好多？好，现在让我们打个神经电话看看它是怎么工作的……

一个值得记住的笑话

大脑好像准备记住一个笑话……

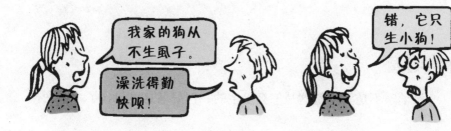

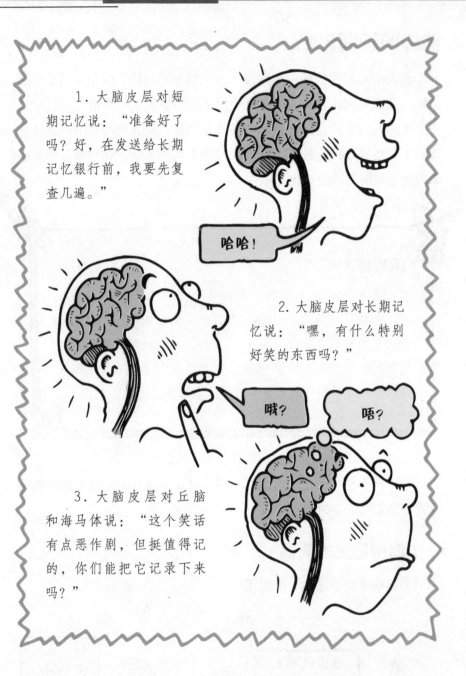

1. 大脑皮层对短期记忆说："准备好了吗？好，在发送给长期记忆银行前，我要先复查几遍。"

哈哈！

2. 大脑皮层对长期记忆说："嘿，有什么特别好笑的东西吗？"

哦？

唔？

3. 大脑皮层对丘脑和海马体说："这个笑话有点恶作剧，但挺值得记的，你们能把它记录下来吗？"

科学注释

科学家不是太清楚这是怎么发生的，但好像这里包含了一系列神经化学的变化。这种变化使得信息更容易在特定的路径下向大脑皮层的神经元迷宫中发送（每一种神经传输路径都存储着特殊的记忆区，有的存储颜色，有的存储形状）。即使你回想不起来了，玩笑的记忆应该还是留在你的大脑里，这就是我们所说的"潜意识"。

几周之后……

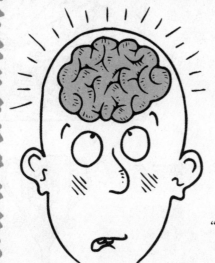

4. 大脑皮层对记忆银行说："找一下那个有关狗的笑话，我想知道我在哪儿听到的。"

5. 记忆银行说："好了，在这儿，我马上查一下它的来源，你还记得吗？是在那本《臭屁的大脑》里。"

6. 大脑皮层最后说："对，就是它。"

不要怀疑，你会很高兴听到你的记忆里还有很多可以存笑话的地方（还有其他东西）。还记得你的大脑皮层中的上亿个神经元和神经突触吗？科学家认为你的记忆中可以存放20 000本百科全书。这样你的大脑可就真够聪明的了，肯定会在记忆大赛中一举夺魁……

记忆大擂台

这场比赛是无法被遗忘的，获胜者所表现出来的非凡的记忆力将永远留在我们的记忆中。

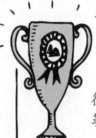

第四名

德国指挥家汉斯·布勒（1830—1894）

汉斯从不会忘记见过的好乐谱。一天，他乘火车从汉堡到柏林，看了一首新交响乐的乐谱。那个晚上，他毫无差错地指挥完整场演出，没有看一眼乐谱。

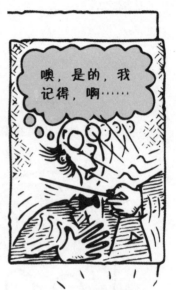

第三名

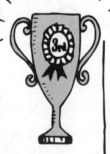

你可能觉得要记枯燥的数字很难，但1995年一位日本人把 π 背到了小数点后面42 195位，而且没有一点错误。这个表演者花了17个小时，包括去厕所的时间。最后我希望他是因为他的成功而脸红的。

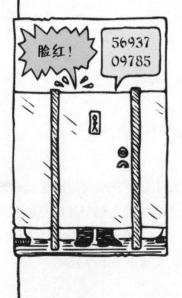

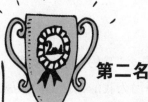

第二名

土耳其的默汉穆得·奥汉克

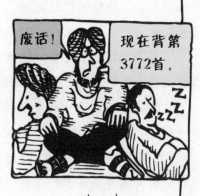

在1967年背诵了整整6666首宗教诗。你能在学校的文艺晚会上做到这一点吗？不过一台文艺晚会无论如何也不会有18个小时长让你把这背完了。

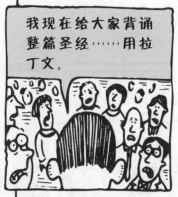

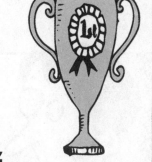

第一名

俄罗斯的索罗门·凡勒米尼夫

索罗门·凡勒米尼夫本来想成为一名小提琴家的，但一次耳疾削弱了他的听力。1930年他决定成为一名记者。后来他成了一名表演者，专门用他不可思议的记忆力为观众表演背诵一长串数字或一大段文章。有时，他也帮助心理学家亚历山大·路拉（1902—1977）研究记忆的问题。下面是索罗门·凡勒米尼夫的故事。当然我们记不住所有的细节，但这些故事确实是真的……

101

一个不会遗忘的人

莫斯科，1928年5月

一看就知道这个瘦瘦的年轻人很紧张。"我的名字是索罗门·凡勒米尼夫，"他结结巴巴地说，"编辑说因为我的记忆力的问题，我该来找您。"

"你的记忆力有什么问题吗？"亚历山大·路拉背靠在躺椅上好奇地问道。凡勒米尼夫用他的眼睛看了一下他的黑发。

"别人都说我有很不一般的记忆力，事实上从我1岁起，就能记住所有发生在我身边的大大小小的事情。"

"有意思但不可能。"路拉笑了笑。接下来是一阵难堪的沉默，只有金属钟滴答滴答走的声音。然后路拉开口了："好吧，我认为我们得好好考考你，我希望你能把这一长串数字背下来。"

这个心理学家马上随机写了30个数字，把它念给年轻人听。

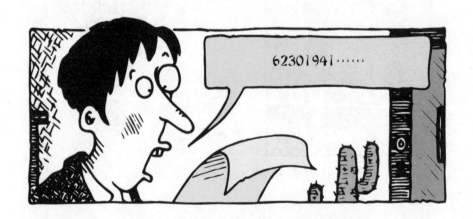

凡勒米尼夫看起来更担心了，眼睛一点儿神也没有，他的黑色的、迷茫的眼睛好像盯着一个路拉看不见的遥远的物体上。

然后，他准确地背出了这些数字。

这个心理学家的嘴张得大大的，"这也太奇怪了！"他喊道。

"如果你愿意，我可以把这些数字再倒着背一遍。"凡勒米尼夫平静地说，羞涩、诡秘地笑了笑。

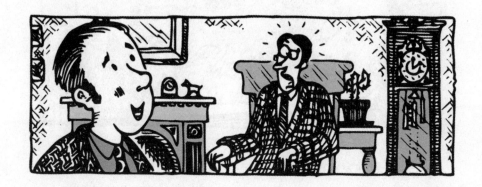

1958年

30年后，路拉在花园里晒着温暖的太阳，他什么也不想，和往常一样，他感到很累。在他前面放着一大堆旧报纸，还有他细长的笔，这些论文都已经旧得发黄发皱了。

"我怎么能把这变成一本书？"他对自己说，"从哪儿开始是第一个问题。"

"为什么不从开始的地方开始呢？"一个声音从旁边响起，路拉惊奇地看到一个人安安静静地坐在角落里，这个客人留着灰白的头发，佝偻着，手指甲厚厚的。

"哦，凡勒米尼夫，对不起，我都忘了你在这儿了，我们刚才说什么？"

"我们在讨论你准备写的有关记忆的书，这是我们30年共同工作的成果。这就是为什么昨天下午2：24，你约我到这里来的原因。"

"我想把我的书从6月的那一天开始，1929年，你第一次来找我的时候。"

"那是1928年。"凡勒米尼夫肯定地说，"是5月份。我记得你穿着灰色的西服坐在躺椅上，还有你那个老式钟，还有你让我背的30个数字……它们是62301941……"

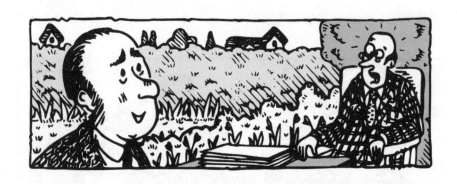

路拉看着他发黄的笔记的第一页，越来越吃惊了。这里记录了那天的那一串数字，30年了，凡勒米尼夫还能一个数不差地重复出来。

"这也太奇怪了！"他惊讶得大气都没敢喘。

"30年前你说的也是这句话。"凡勒米尼夫还是带着他常见的羞涩的笑容。

"但你肯定记住了从那以后发生的无数的事情，你真是一个幸运的人，凡勒米尼夫，我真仰慕你的天赋。"

"这不是天赋！"凡勒米尼夫苦笑着解释道，"我在1929年告诉过你，这简直是一个诅咒。我总希望我能忘记发生过的事情，有时，所有的事情和数字像队列一样整齐地列在我的脑子里，就像烟花的火花或诗词中的单词一样，它们快要把我逼疯了！最伟大的天赋是把事情忘掉。但我从来没拥有过这样的天赋，忘记实在是一件美妙的事啊！"他的眼睛里闪烁着点点泪花。

凡勒米尼夫的秘密

几年的实际研究后，路拉发现了凡勒米尼夫非凡的记忆的秘密。这是由他大脑工作的方式引起的。凡勒米尼夫患了一种叫牵连感觉的病，这种不可思议而且罕见的大脑疾病使得凡勒米尼夫的经历听起来很有神话色彩。他曾告诉过一个心理学家……

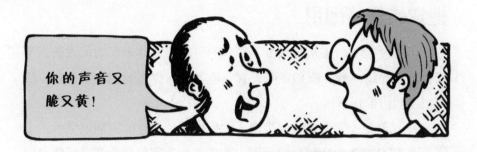

你的声音又
脆又黄！

通过记住他听时看到的颜色以及把数字想象成某个人，他发现，要记住大量的信息并不是一件难事。唯一一种能帮助他忘记的方法是：想象着把试图忘记的事写在一张纸上，再想象着把纸给烧掉。

提高你的记忆力

你有希望获得凡勒米尼夫那样的记忆力吗？你可能不希望——但还是希望记忆力再好一点，可以在各科考试中拿最高分，还有记住你爸爸的生日。其实你要有好的记忆力并不需要一个特殊的脑子。

你肯定不知道！

一种提高你记忆力的痛苦的方法是在你的脑子中插入电极。20世纪初，加拿大的威尔德·帕弗尔医生的实验表明，这可以引起你对过去生动的回忆，我估计你们肯定对此感到惊讶。

把它转化成图形

但不要担心，还是有很多不痛苦的可以提高你记忆力的方法，下面我们就介绍一种。假如你明天有一场考试，你需要记着喂金鱼，还要把三明治带到学校。

1. 试着记一下所有这些事情，它们应该放在你的短期记忆中。

2. 据目前还无法解释的原因，图片要比文字好记得多。可能是因为图片和别的记忆的连接要简单一些，也更容易回忆起来。因此你可以设计一套精神图片来帮助你记忆。比如你可以想象你的老师正在吃夹着金鱼的三明治。

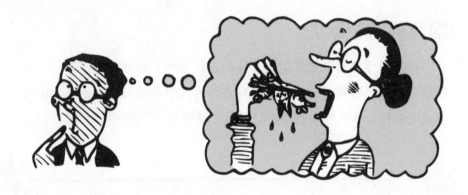

3. 当你第二天起床准备去学校时，你老师的面孔马上会浮现在你的面前，一想到老师，你立即会想起来昨天设计的那幅图片。所以你用你的老师作为记忆的线索，把喂金鱼、三明治和考试全记住了。你这个笨蛋！

记忆提醒

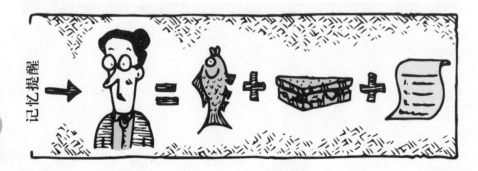

空中的危险

你的记忆可能要受到情感的影响。在20世纪50年代，一个在美国军队工作的科学家麦基尔·柏肯想到了这个可怕的实验。

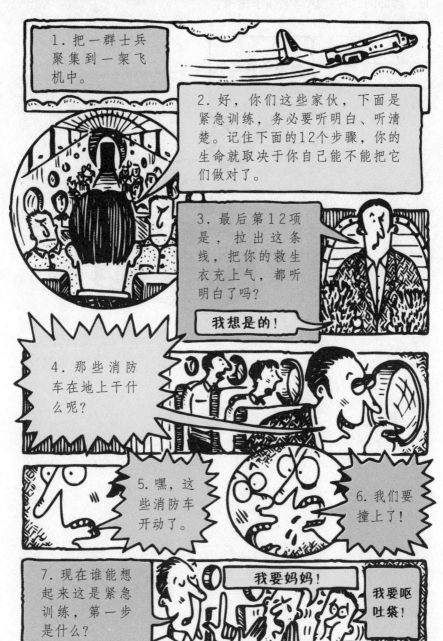

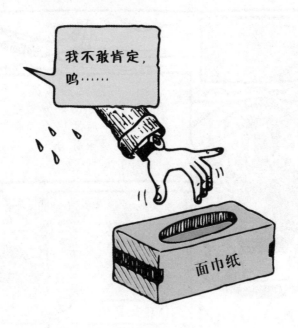

当然，整个事故包括地上的消防车都是柏肯设计的。这个恐怖的实验表明：士兵在遇到紧急情况下只能记住一半命令。

一说到情感……下一章全是讲情感的，高兴的、悲伤的、兴奋的、恐怖的，你还想继续往下读吗？

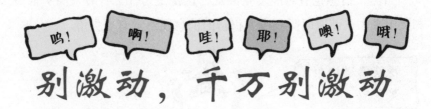

别激动，千万别激动

你是不是一个感情冲动的人，总哭或总笑？你是不是为自己坚强、沉默的性格而自豪？但无论你表面上看起来怎么样，你的大脑里总是充满着各种强烈的情感。

感觉力

科学家宣称地球上的人类总共有6种情感。哦，他们是怎么知道的？你最后一次是什么时候看见有感情的科学家的？现在我们可以设法把这6种情感都描述得淋漓尽致。

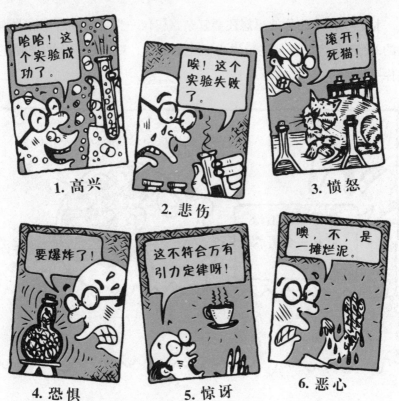

当然，情感也有可能发生混乱，这就是为什么有时人明明很高兴却哭出来了，而有时听到令人振奋的消息还感觉有点失落。

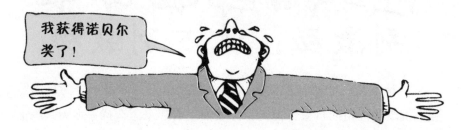

科学家几乎还没开始研究为什么我们的情感会如此错综复杂。但是，就像你将要发现的那样，情感由几种不同的化学物质控制，如果这些化学物质同时发挥作用，你的大脑产生混合的情感也就没什么可奇怪的了。

复杂的情感

情感实际上比你的思想还要复杂，仅仅一件事你就需要协调脑子里的3个区。这很容易混淆你的神经电话线，就像现在你的老师正在骂你……

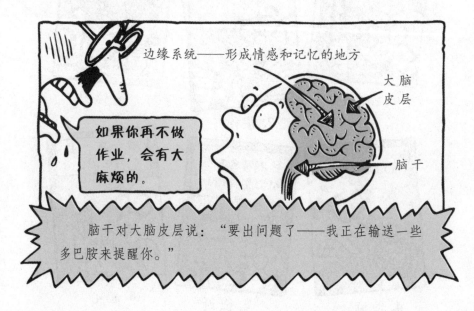

脑干对大脑皮层说："要出问题了——我正在输送一些多巴胺来提醒你。"

科学注释

多巴胺是一种能使神经元更兴奋，传输更多信号的化学物质。显然你感觉到的情感取决于发生的事情，可能是恐怖的或是高兴的或是介于两者中间。

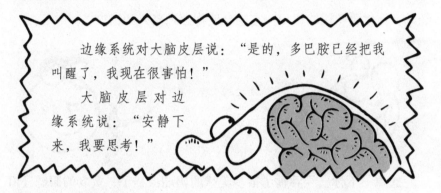

边缘系统对大脑皮层说："是的，多巴胺已经把我叫醒了，我现在很害怕！"

大脑皮层对边缘系统说："安静下来，我要思考！"

奇怪的大脑表达

一个神经学家在对另一个神经学家说……

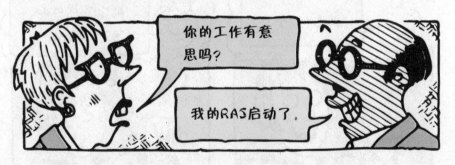

你的工作有意思吗？

我的RAS启动了。

RAS是什么玩意儿？

答案

RAS（网状激活系统）是脑干中制造多巴胺的地方。你可能会有兴趣知道小孩的RAS特别容易被启动，所以他们很容易被吓着。你长大后，因为你的大脑已经了解到可以吓唬人的东西无非是骗人的妖魔和黑夜，所以你的RAS慢慢就平息下来了。

激动的多巴胺和严肃的血清素

因为是多巴胺激活了边缘系统，你才有了情感。但你不能总是做你想做的事，这是因为还存在着另外一种大脑化学物质——血清素，这是由连接边缘系统和大脑皮层的神经元分泌的。血清素起到平静神经元，让你更敏锐的作用（它还会使你感到高兴和轻松）。

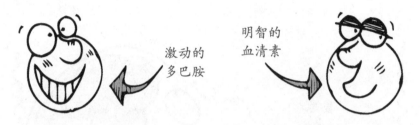

想象一下你已经吞食了很多美味的奶油蛋糕了，贪婪的眼睛还盯着剩下的那些。

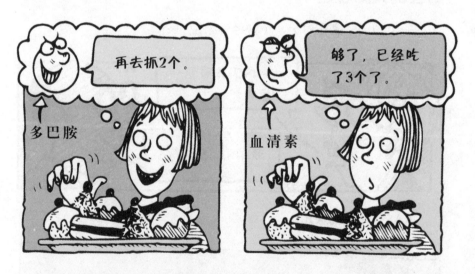

换句话说，血清素告诉你"不要"做某事，它像是在你两只耳朵中间的一位明智的老师（怎么哪儿都有它呀）。

但你现在可能会想知道，为什么你的大脑皮层和你的情感有关？总的来说，你在边缘系统中产生情感，用激动的多巴胺刺激你兴奋起来，用严肃的血清素让你安静下来，而大脑皮层则是思考来思考去做最后决定的地方……

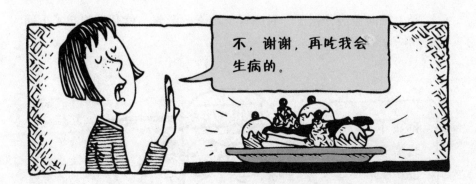

不，谢谢，再吃我会生病的。

　　还有，大脑皮层的参与会帮助你在激动的时候停止继续想下去，这样你才能更好地克制自己。

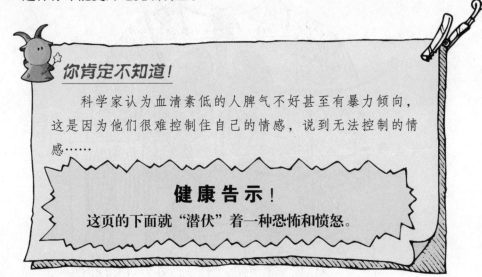

你肯定不知道！

　　科学家认为血清素低的人脾气不好甚至有暴力倾向，这是因为他们很难控制住自己的情感，说到无法控制的情感……

健康告示！

这页的下面就"潜伏"着一种恐怖和愤怒。

恐怖和愤怒

　　尽管情感是在你的脑子中感觉和控制的，但你的身体也参与了这个过程，帮你体会情感。

　　有时这并不是好事，当你第三次还交不上作业时，你的老师肯定气得要爆炸了。不要介意，下面你可以做一次有关愤怒和恐怖的，既有影响又有意思的科学观察……

一个愤怒的老师

肾上腺向血液分泌了一种叫肾上腺素的激素，就是它引起了下面所有的结果……

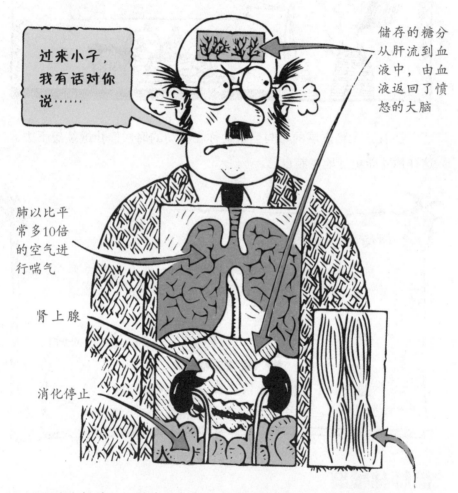

储存的糖分从肝流到血液中，由血液返回了愤怒的大脑

过来小子，我有话对你说……

肺以比平常多10倍的空气进行喘气

肾上腺

消化停止

脂肪被溶解并输送到神经中去，为剧烈的生理行动提供能量（这对一个老师来说听起来有点儿极端，但记住，这些生理反应是在几百万年以前为战胜肉食哺乳动物和其他凶猛生物进化而成的）

114

以前有人给你描述过科学观察时的感受吗？你可能没体验过那种感觉，那种浑身发抖、目瞪口呆的感觉，就有点像这样……

一个害怕的学生

肾上腺也分泌出肾上腺素，但还有……

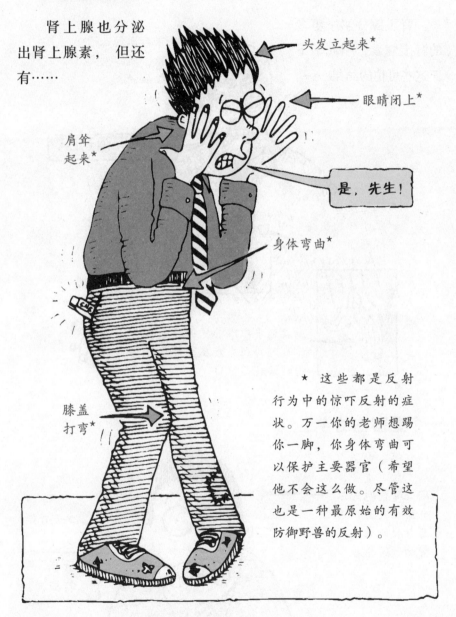

头发立起来*

眼睛闭上*

肩耸起来*

是，先生！

身体弯曲*

膝盖打弯*

* 这些都是反射行为中的惊吓反射的症状。万一你的老师想踢你一脚，你身体弯曲可以保护主要器官（希望他不会这么做。尽管这也是一种最原始的有效防御野兽的反射）。

请注意：

哦，不，你的老师终于发现正是你把嚼过的口香糖吐到他的椅子上。得，你现在要被抓住了，小心！你的老师气炸了……

一个就要气炸的老师

肾上腺分泌了更多的肾上腺素，引起了下面这些可怕的结果……

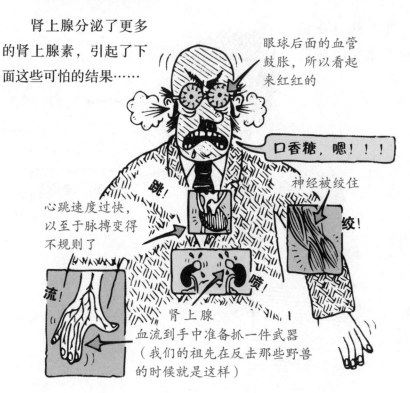

眼球后面的血管鼓胀，所以看起来红红的

口香糖，嗯！！！

神经被绞住

绞！

跳！

心跳速度过快，以至于脉搏变得不规则了

喷！

流！

肾上腺
血流到手中准备抓一件武器
（我们的祖先在反击那些野兽的时候就是这样）

一个更害怕的学生

脸吓得苍白（血从皮肤上退去，因此受伤时你不会流血太多，石器时代的又一明智的预防措施）

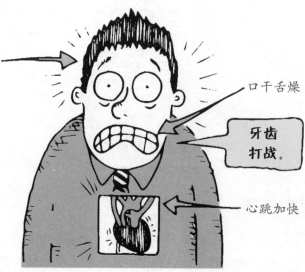

口干舌燥

牙齿打战。

心跳加快

在校长门口的漫长等待

你有没有被老师送到校长那儿去过？天哪！事实证明那是相当痛苦的。每当这时，你肯定会有下面这些感觉……

恐惧感的4种情况

1. 你觉得紧张。这是当你觉得害怕但又不能逃跑时的感觉，可能你也能逃走，但他们会抓住你。有些孩子在新学期开始的时候是这个样子，有些甚至每天到学校的时候都这样。

2. 还嚼指甲吗？咀嚼角蛋白是紧张的一种正常反应。

角蛋白是指甲的主要成分。科学家认为嚼东西可以使人更放松。当然嚼口香糖比啃指甲强些，也更卫生，但别忘了，这场祸是你嚼口香糖惹出来的。而且当你紧张的时候，你的味觉早已停止工作，所以口香糖的味道就像别人已经嚼过的一样——完全没味儿。

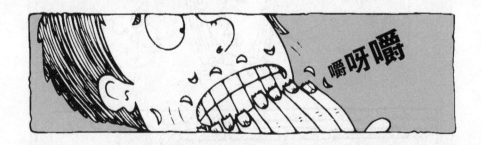

3. 你的肾上腺已经分泌了一种叫可的松的激素，这种化学物质能让你的肌肉准备好以后的行动。血液中的糖增加可以让你的脑子更警觉，因为糖分多，神经的反应就很剧烈。这时的你，已经吓得快散架了！

4. 你最好向校长道歉——也许你能被免予处罚。但有一种感觉比紧张更糟糕，因为它让你感受到了真的痛苦、真的悲伤。它会破坏你的一生，简直遭透了……

你肯定不知道!

沮丧是一种让你无比痛苦的情况,你想睡觉、想哭、想坐在一个地方永远都不动。科学家认为这可能是缺少脑化学物质如血清素的原因。如果你感觉到这种情况,试着做一次深呼吸,然后慢慢地、放松地吐出来,这样就可以了。因为某些原因,放松能使人感觉良好。

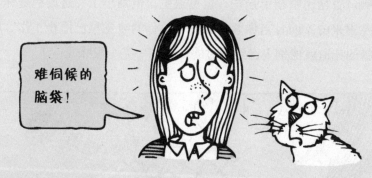

难伺候的脑袋!

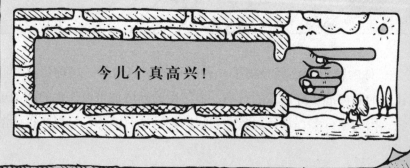

今儿个真高兴!

高兴的秘密

几百年以来人们一直在寻找这个难解的秘密，但苦于没有结果而越来越烦、越来越痛苦。可就在这本书里，是的，这本书里就有答案！嘿！等一等……首先声明，这都是基于美国心理学家保尔·卡斯特和罗伯特·麦瑞的研究成果而写的。在20世纪70年代，卡斯特和麦瑞随访了大量不同类型的人，企图发现是人的性格使我们高兴或悲伤的最主要的因素。他们发现：如果你喜欢碰见陌生人，那么你的生活会多一些幸福。

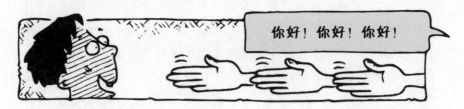

不要对生活希望太高，顺其自然，好事来临时你才会感到特别的高兴。

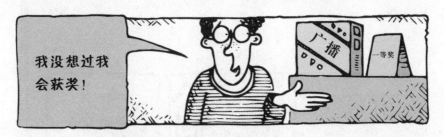

但万事总要看到其乐观的一面。

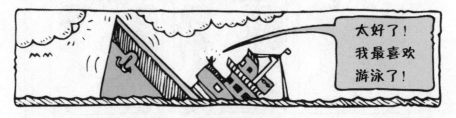

如果你不能用这些简单的技巧找到幸福，不要担心。科学家已经发现了能使你快乐起来的方法，无论你愿意还是不愿意……

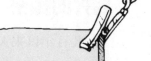

你肯定不知道!

1. 在20世纪50年代，把连接到大脑皮层前部的神经切断是一种常用的治疗精神病的方法，这种方法可以让患者的感觉迟钝（也许是因为你头痛得要死的时候很难再有什么感觉）。

2. 美国医生沃尔特·弗里曼有自己的一套方法。他把手术刀从眼眶里伸到大脑中把神经切断。据说，也有硬心肠的医生在这种惨不忍睹的情况下当场吓晕过去了，病人事后自己也觉得恶心。

3. 1963年科学家RG.汉斯用了一种新的方法来控制情感，他把一个无法控制发怒的人的脑子插上电极，通过按不同的键，发现这个人对脑部不同位置的电流反应也完全不同。

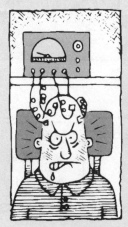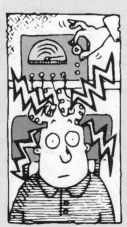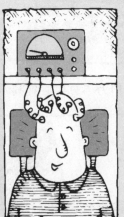

但你可以不用在你的头颅上钻孔，或者用手术刀，甚至是用电击来改变心情，只需要打开你最喜欢的音乐就可以了。是啊，为什么不用我们独一无二的放松方式来享受我们的好心情呢？

快乐的音乐

由奥地利心理学家曼佛罗德·克林录制

由舒缓止痛片赞助

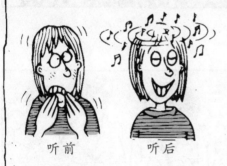

听前　　　听后

用舒缓音乐如德国作曲家JS.巴赫（1685—1750）的《伯兰德伯格协奏曲》使大脑冷静下来。

重要注释：

是的，这是一个死板的作曲家创作的很枯燥烦人的古典曲子，但克林发现世界上所有的人听这首歌的时候都会温柔起来。即使是像你们这样认为古典音乐是那么"僵硬"，是老学究听的东西，也会变得高兴、安静，觉得美妙无比……

你能成为科学家吗

你所处的环境和你身边其他人的反应会影响你的情感。听起来好像谁都知道，但心理学家试图找出这些因素有多重要。他们想出了一些不可思议的实验……

1. 在20世纪60年代，纽约大学的两位心理学家在格兰德中心车站的候车室玩飞盘，他们又笑又闹的，自得其乐。过了一会儿，他们把飞盘飞到了另一个科学家的身上，假装是一个陌生人，她也加入到他们的游戏中来，接下来发生了什么？

a）其他人也加入了这个游戏。

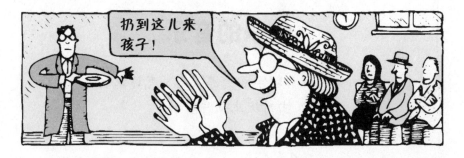

b）别的人置之不理。

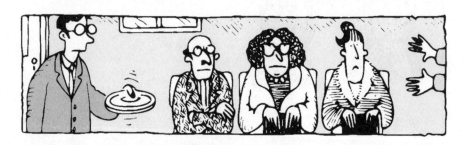

c）科学家因为闹事被逮捕了。

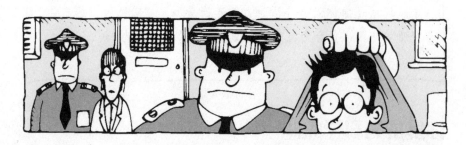

2. 同一队人马把三个人关在同一个房间里让他们填表，然后他们在通风口放了一些烟就像这个房间着火了一样。其中有两个人是科学家伪装的，他们若无其事地继续填他们的表，第三个会怎么做？

a）又跑又叫……

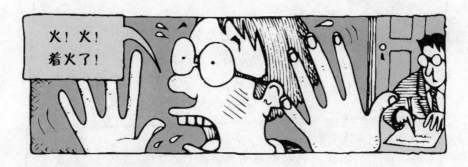

b）也置之不理。

c）拿起灭火器对着科学家从头到脚喷泡沫。

3. 美国心理学家菲利普·辛巴德做了一项无味实验。一个好看、友善的科学家被派去劝完全陌生的人吃炸蝗虫。

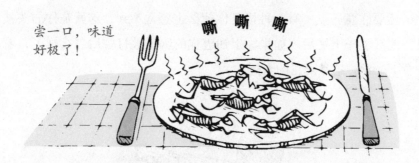

接着，又有一个科学家粗暴地命令这些人吃昆虫。结果是什么样的呢？

a）人们被友好地劝说时更愿意吃。

b）这个实验因为有人呕吐而停止。这挺奇怪的，蝗虫在非洲一些地方是一种美味食品，它们含有一种很脆的物质，吃起来像吃炸虾一样。

c）两种情况下，人们都吃，但他们说命令他们吃的时候味道不一样了。

答案

所有的实验都表明你对环境的看法直接影响你的情感。

1.a）当另一个人加入游戏后，别人觉得完全可以参与进去了，实际上后来气氛是如此的活跃，这些科学家都没有办法停下来。在另一组实验中，这个"陌生人"假装生气了，就没有一个人来玩游戏了。

2.b）如果别的人都对事故置之不理，即使是危险的大事，也很难感到情绪激动起来。

3.c）如果人们被友好地劝说吃，他们说："我们是因为不想让那个和善的科学家失望才吃的。"而如果是被命令吃的，他们则说："无论怎样我们都会吃的。"

还要注意一点，有一种情况你什么也感觉不到，这就是你的头被狠狠地打了一下之后，如果你想知道你的脑子被打昏后怎么样了，看一看下一章，这是真正的奇迹。

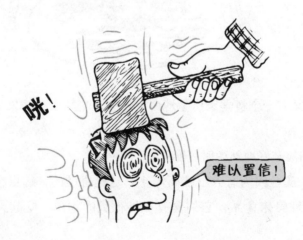

惨挨闷棍之后

你现在可能已经意识到了脑子是一个既复杂又微妙的"设备"。因此，不要奇怪，头上重重的一击会导致脑部各种无法预料的情况。不过你天生有一定的保护能力。

大脑的保护

你聪明的大脑本身就有自我保护能力。让我们看一看这张CT扫描图。

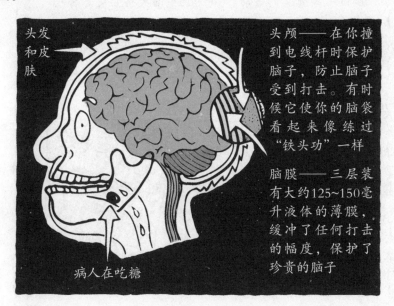

头发和皮肤

头颅——在你撞到电线杆时保护脑子，防止脑子受到打击。有时候它使你的脑袋看起来像练过"铁头功"一样

脑膜——三层装有大约125~150毫升液体的薄膜，缓冲了任何打击的幅度，保护了珍贵的脑子

病人在吃糖

危险的重击

尽管有这些精密的保护，稍微重一点的打击就会使你失去记忆或用科学术语来说就是引起了"失忆症"。这时你记不起来是什么打的

你，甚至不知道你被打了，还可能失去了意识。实际上意识是你脑子的工作中最难以置信的东西……

意识的档案

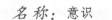

　　名称：意识

　　基本事实：是指你清楚地知道你的思想和感觉。科学家还不太清楚这是如何发生的，为了能知道你的思想及其意义，你的整个大脑皮层都参与到这个过程中来了。

　　惊人的事实：在没有意识的情况下，也有可能做一些简单的举动。如1956年的英格兰足总杯决赛上，守门员伯特被对方球员撞得失去了意识，但在关键时刻他突然飞身一跃，接住了马上要入网的球，完成了比赛。最后他所在的队——曼彻斯特联队赢得了冠军。

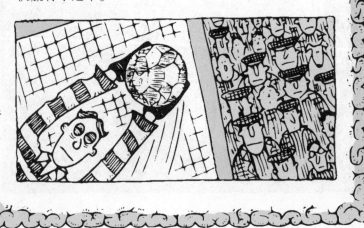

脑子的碰撞

　　下面有一些可以充实你大脑的重要的事实。

1. 你早上起床时，你的大脑被粗暴地叫醒了。随着你抬起头，你的脑子往前倾和前面的颅骨发生了碰撞。不过你的脑膜和脑子周围的液体会防止它伤得太厉害。

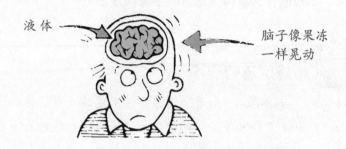

液体

脑子像果冻
一样晃动

2. 一些神经学家认为，这种碰撞会使人起床的时候心情不好。

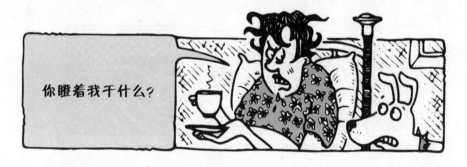

你瞪着我干什么？

3. 在撞车事故中，脑子被往前抛的结果要远比头上的一击来得严重。这种振动会使血管和大脑分离，而且这发生在头颅的里面，所以这种伤很不好治。

4. 事故的结果取决于大脑皮层中哪部分受到了伤害，它可能会导致阅读、嗅觉或味觉的一些障碍，也可能会导致失忆症。

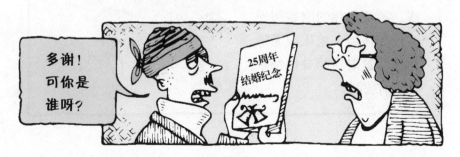

多谢！
可你是
谁呀？

25周年
结婚纪念

5. 1977年，一个10岁的英国小女孩维姬头部发生碰撞后，写字开始从下往上、从后往前写。维姬自己能看懂她写的东西，但她的老师不能。一年后，由于看足球的时候太兴奋，她又撞了一下头。第二天，不知道什么原因，她写的字又恢复正常了。

你肯定不知道！

1998年，一个退役的苏格兰足球运动员说他的失忆是因为头球顶得太多了。他的妻子说他总是和他的孙子聊天，然后又忘了自己在和谁说话。在20世纪50年代以前，足球都是用皮做的，下雨的时候足球吸水变重了，如果你这时候去顶球，你就有可能被砸晕过去。

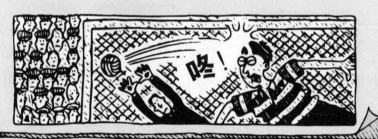

咚！

健康告示！

因此让我们引以为戒，不要用你的脑袋和硬东西如砖墙、地板或老师相撞，这对你的身体都是非常有害的！

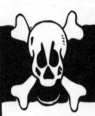

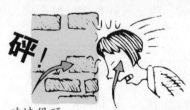

砰！

砖墙很硬

脑袋还不够硬！

头痛的档案

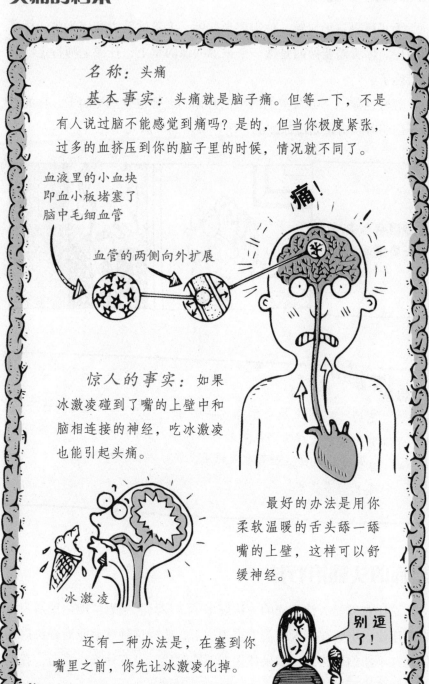

名称：头痛

基本事实：头痛就是脑子痛。但等一下，不是有人说过脑不能感觉到痛吗？是的，但当你极度紧张，过多的血挤压到你的脑子里的时候，情况就不同了。

血液里的小血块即血小板堵塞了脑中毛细血管

血管的两侧向外扩展

痛！

惊人的事实：如果冰激凌碰到了嘴的上壁中和脑相连接的神经，吃冰激凌也能引起头痛。

冰激凌

最好的办法是用你柔软温暖的舌头舔一舔嘴的上壁，这样可以舒缓神经。

别逗了！

还有一种办法是，在塞到你嘴里之前，你先让冰激凌化掉。

和老师开个玩笑

为了赢得这场玩笑，你需要半秒钟，大量的魄力和犀牛皮一样厚的脸皮。你所需要做的是选一个很难的课的早上，任课老师肯定已经很头疼了。

轻轻地敲一下办公室的门（记着你的老师也有感觉的）。你的老师开门的时候肯定是冷冰冰的，所以笑得甜一点儿……

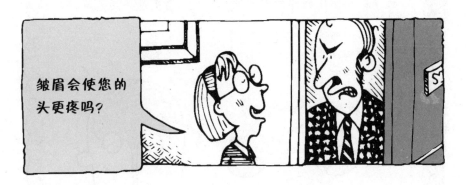

皱眉会使您的头更疼吗?

答案

是的，因为皱眉会把你头上的很多血管挤到一起，使头疼得更厉害。缓解头痛最好的办法是放松，让心情感觉愉快一些。当你笑的时候，血管也放松了，你的头疼就会减轻不少。

哈！好多了吧！

恐怖的头痛治疗法

这比古罗马人治头痛的方法好多了，罗马医生思格瑞伯尼斯·拉格斯建议用电鱼在病人的头上重击一下，认为这种震动能治好头痛，但这并不能治好头痛。如果你生在石器时代，没有什么止痛药，甚至连电鱼也找不到。

石器时代的大脑手术

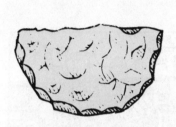

1. 拿一块锋利的燧石。

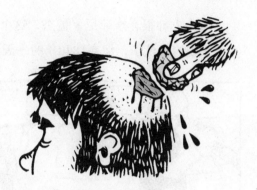

2. 刮掉头发，切掉病人的头皮。

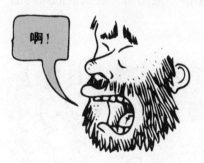

啊！

3. 对病人的惨叫置之不理。

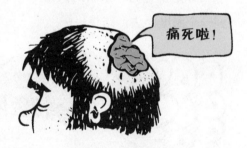

痛死啦！

4. 直到在病人的颅骨上挖一个洞。

没有人知道石器时代的人为什么要做这种手术，但这种方法确实在古希腊被用来治顽固的头痛病。尽管这对病人并没有什么好处，但很多人头上顶着那么一个恶心的洞也居然活了下来。我们已经在石器时代的很多化石中发现了有洞的头颅。

实际上这种治疗方法——我们现在把它叫作环锯术——目前还在被医生使用。不过现在用的都是现代的设备而不是几块石头，主要用来降低由血块堵塞造成的急性血压升高。正如你现在所知道的那样，人们头上有洞并不会死。人因事故而把头撞出洞，却能活下来。

呻吟的菲尼

　　每个人都很喜欢菲尼·盖杰，这个年轻的美国铁路工头是一个活泼、乐观的小伙子，但在1848年的一天……

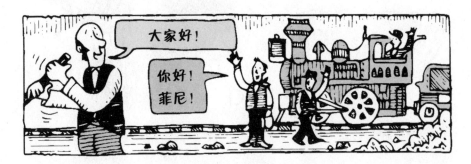

　　菲尼正在为一条新的铁路炸一个山洞，他想用一根铁棍把炸药捅到一个洞里面去，结果……

　　炸药爆炸了，那根铁棍飞了起来，正好穿过了菲尼的头。铁棍飞到了好几米远的地方，上面还沾着可怜的菲尼的脑浆。

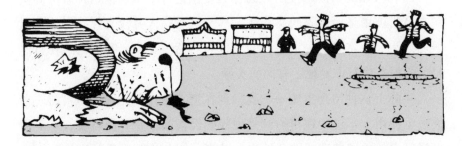

　　但菲尼被击昏后一会儿就醒了过来，甚至自己走到了医生那儿去。这个洞很大，医生都可以把手指头放进去了……

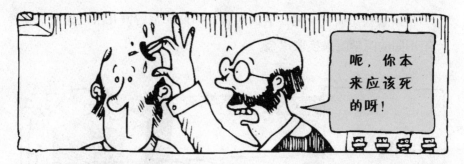

奇怪的是，菲尼活了下来——尽管他病了几周，但病好了之后，他像换了个人似的，脾气特别不好，粗暴、下流，还酗酒。

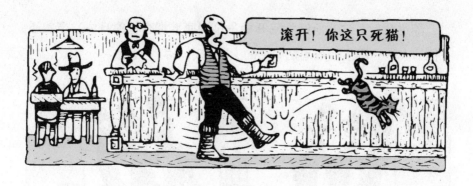

他总是失业，但仍很聪明。他把铁棍穿过脑袋在剧院表演，以此挣钱维生。

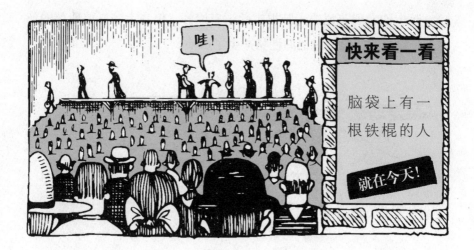

　　科学家很想研究菲尼碎裂的头骨，因此菲尼曾好几次把他的身体卖给不同的医学院来换取现金。

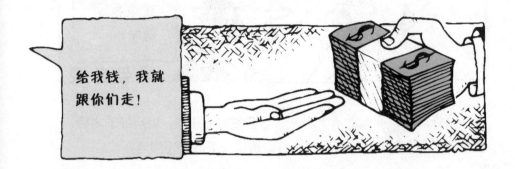

　　菲尼死后，这几所医学院开始争论到底谁拥有他的身体，当然还有他的大脑。医生们很想把菲尼的大脑拿出来看个究竟。

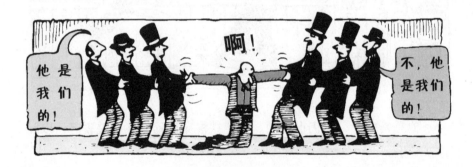

　　医生们发现菲尼的大脑根本就没有治好，但在大脑皮层前部的伤并不是致命的，只是对他的性格产生了影响。

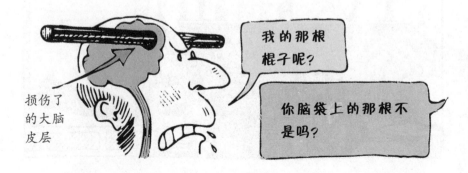

这根著名的铁棍现在还留在哈佛医学院的博物馆里，希望他们已经洗过了。

但你不需要用差点丢了命的脑伤来失去意识。不，实际上，你每天晚上睡觉之前，把洋娃娃抱到温暖的床上，偎着她好好睡一觉就可以了。如果你现在就在床上，为什么不看看下一章呢？那可是一个真正的梦。

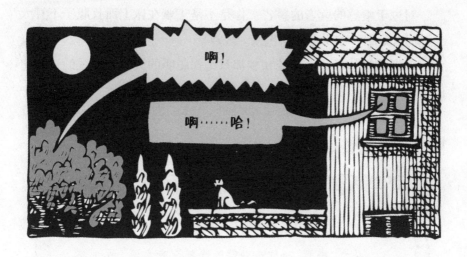

不会是个噩梦吧？

偶尔做个噩梦

这一章和睡觉有关，它写了梦，特别是噩梦……

对过于敏感的读者的警告：你是不是正躺在床上而且胆子不算太大，那么好吧，如果你要叫出来，轻点。

但别被吓傻了——噩梦和梦都只是你聪明的大脑在睡觉的过程中产生的奇怪的效果，下面是一些和睡眠有关的事实……

睡眠的档案

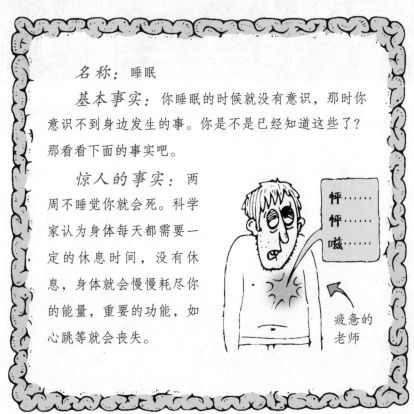

名　称：睡眠

基本事实：你睡眠的时候就没有意识，那时你意识不到身边发生的事。你是不是已经知道这些了？那看看下面的事实吧。

惊人的事实：两周不睡觉你就会死。科学家认为身体每天都需要一定的休息时间，没有休息，身体就会慢慢耗尽你的能量，重要的功能，如心跳等就会丧失。

怦……
怦……
嗞……

疲惫的
老师

所以睡觉对你有好处。当你静静地躺在床上，大脑帮你慢慢入睡时，你可以听到神经电话线之间的窃窃私语……

睡觉的信号

大脑皮层对大脑中枢说："我还很清醒，我一定要睡觉吗？"

延髓对大脑皮层说："已经入夜了，大脑皮层，这么美好的时光会让你安静下来的。"

大脑皮层说："是的，我好像有点困了。"

科学告示

褪黑素停止了大脑皮层的活动，脊髓每24小时往大脑皮层里注射一回褪黑素。

RAS*对大脑皮层说："好了，大脑皮层，该是你收缩的时候了，需要一些血清素**帮忙吗？"

科学告示

这时你的大脑应该已经没有意识了，但你不会注意到的，为什么？因为你也快睡着了！笨蛋！

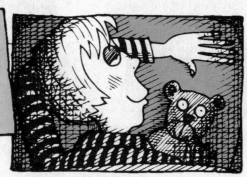

大脑皮层说："呼噜……"

★这是你脑干中的网状激活系统，还记得吗？

★★这是能使你安静下来的"明智"的化学物质。这种血清素对你的大脑皮层更有效。

奇怪的大脑表达

两个心理学家正在谈论：

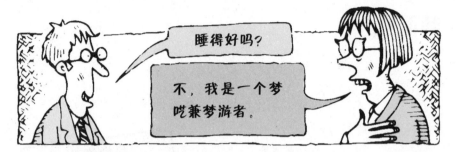

这危险吗？

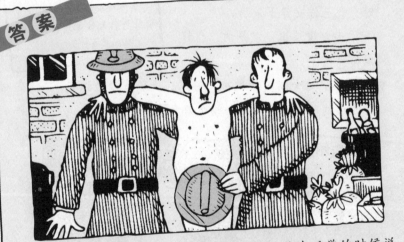

不，但这对别的人很麻烦。梦呓是指你在睡觉的时候说话，而梦游是指在睡觉的时候走路，所以这个心理学家是在睡梦中说话和走路。还有更糟的，1993年有一个英国商人晚上梦游的时候，光着身子掉进了垃圾通道里，最后不得不动用消防队员搭救他。

梦游者

平均20个小孩中有1个梦游，有的大人在神经紧张的时候也会梦游。你的妈妈、爸爸、爷爷、姐姐……有梦游的吗？你可以按下面的症状找一下。

一个梦游的老师

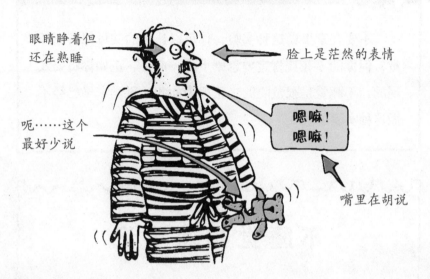

眼睛睁着但还在熟睡

脸上是茫然的表情

呃……这个最好少说

嗯嘛！
嗯嘛！

嘴里在胡说

你肯定不知道！

叫醒一个梦游的人并没有危险，但最好轻点叫，因为一个人突然被吓醒而且发现自己不在床上毕竟不是一件容易接受的事，醒了后，他们自己也不知道怎么回事，所以最好不要道破天机，好吗？

睁眼睡觉的人

只要睡觉，即使是睁着眼睛睡觉也比不睡觉要好。在20世纪60年代，科学家让一些志愿者保持清醒以测量缺觉时脑子和身体内产生的反应。你将要读到的是基于这些实验的一个真实的故事，所以你最好再保持清醒几分钟……

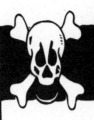

健康告示！

　　不要在家里做这种实验，你可以让你的父母保持不睡觉，但你的零花钱肯定要急剧下降。而且，正如你将要发现的，不睡觉是很危险的，正因为如此，科学家早已经不做这种实验了。

不睡觉实验手记

志愿者：		路德·斯里普
记录： 阿玛·威克医生		（白班）
记录： 胡凯特·卓夫		（晚班）

    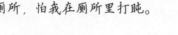

周一晚上

　　我很清醒，而且觉得我可以永远醒着！我喝咖啡让自己保持清醒，唯一的问题是卓夫一定要陪我上厕所，怕我在厕所里打盹。

周二早上4点

　　有一点想睡了，上下眼皮已经开始打架了，但我得克服这种感觉，所以我打了一会儿台球。

周二早上，卓夫医生写道

路德好像没什么问题，心跳和反应都正常，我用EEG机测了一下他的脑电图，也正常。我有点困了，现在我自己可以睡一会儿了。噢，没有床，我现在把工作移交给威克医生，他负责白天监督路德。

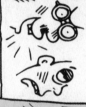

周二晚上

今天晚上我差点睡着，但卓夫医生使劲摇我，在我耳边喊："醒一醒，醒一醒！"我真烦他。

卓夫医生写道

路德今天晚上好像累多了，脾气也不好，早上3点的时候对着我大喊大叫，我还是没让他睡成。

周三，威克医生写道

路德今天说话已经模糊不清了，他不停地重复着做一件事，走路也慢慢的。不过他还能下象棋，居然还赢了我一局。很明显，他的大脑处理问题的能力还正常。

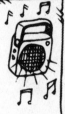

周三晚上

昨天晚上跟他吵架后，我没有和卓夫医生说话，把音乐开得特别响，好让我自己醒着。我能看出来卓夫医生不喜欢这样，哈哈……

我现在好像什么时候都挺累的，要是我能闭上眼睛睡会儿觉就好了。还得坚持！

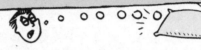

卓夫医生写道

今天路德极安静。

周四

我不喜欢威克医生每天早上喊："灿烂的太阳升起来了！"为什么他一定要那么高兴呢？是不是因为我没睡觉？我敢打赌他昨天肯定睡得很好，不过他好像不喜欢我，他朝我走来了……

威克医生写道

路德今天很明显已经精疲力竭了。他的心率一会儿快，一会儿慢。

周四晚上

我面包上的豆子味道很奇怪，我敢肯定是卓夫医生在里面放药了，但为什么？为什么呀？可能他是为了报复我那天把音乐放得太响了，我要让他看看……

卓夫医生写道

路德今天的脑子好像有什么问题，这是缺觉太多的一个典型特征，我们应该仔细观察。

周五

今天早上我没有吃完玉米片，牛奶的味道也不对，威克医生让我吃这种东西，他肯定也跟卓夫医生是一伙的。哈，哈！他们认为我不会怀疑他们在我的食物里搞鬼。

下午4：15，我站起来的时候地板好像在海里一样摇晃，我肯定中毒了。

威克医生写道

路德看起来在想什么东西。我必须和卓夫医生商量一下，尽早结束实验。

周五晚上，卓夫医生写道

路德今天把自己反锁在厕所里了，他一直在那儿喊让我滚，让我别用药毒他。我会在外面监视他，我怕他用暴力。

我在这儿是安全的，我非常想让他们俩滚蛋。呸，我现在可以放松一会儿了，我可以闭上眼睛休息1分钟……呼……

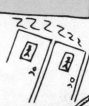

周六早上，威克和卓夫医生写道

我们把厕所的门撞开，发现路德已经睡着了，我们把他搬到床上的时候他动都没动一下。

周六晚上

　　我刚刚醒，我还是想睡，尽管已经不那么累了。这几天像噩梦一样，我真的以为医生们会用药毒死我吗？现在他们都在，带着微笑，带着茶和饼干，他们是连苍蝇都不会打死的人。这是我最后一个晚上失眠。

威克和卓夫医生的结论

　　路德看起来已经完全恢复了。他的脉搏、心跳及脑电波都已经恢复正常了。这个实验证明，缺觉会引起思路混乱，还有一些其他问题如心跳和脉搏不正常，但好像多睡一会儿就可以恢复过来了。

你肯定不知道！

　　不过在一个类似的实验中，志愿者一开始做梦时就会被叫醒。科学家想知道，如果不做梦，大脑会怎么样？这个可怜的志愿者后来一晚上被叫醒了30次，他的大脑努力地想做梦。

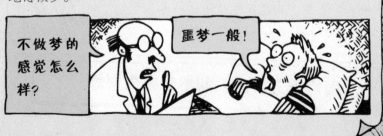

不做梦的感觉怎么样？

噩梦一般！

但为什么做梦这么重要呢？

梦的档案

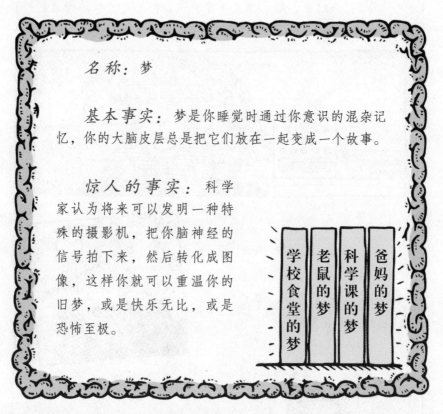

名 称：梦

基本事实：梦是你睡觉时通过你意识的混杂记忆，你的大脑皮层总是把它们放在一起变成一个故事。

惊人的事实：科学家认为将来可以发明一种特殊的摄影机，把你脑神经的信号拍下来，然后转化成图像，这样你就可以重温你的旧梦，或是快乐无比，或是恐怖至极。

学校食堂的梦 老鼠的梦 科学课的梦 爸妈的梦

让我们想象一下，如果这真的成了事实，那会怎样？

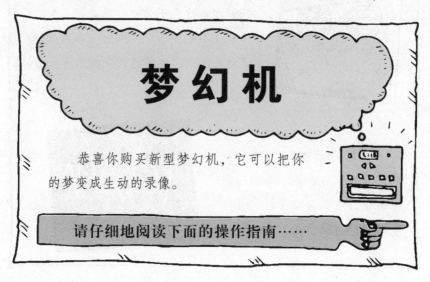

梦 幻 机

恭喜你购买新型梦幻机，它可以把你的梦变成生动的录像。

请仔细地阅读下面的操作指南……

145

1. 打开机器，插入你的影碟机里，把脑电波探测帽放到你的头上。

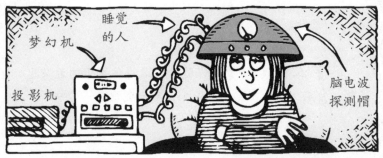

2. 睡觉，在你睡着之后45分钟内什么事也不会发生。放松，等你把嘴张开，开始流口水，这才是正常的。

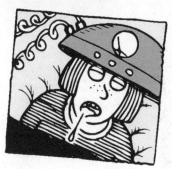

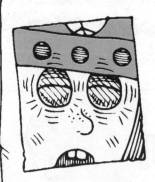

3. 你睡着后45分钟，你的眼球开始在眼皮底下转动。这也还正常，这就是我们所说的REM——眼的快速跳动阶段，它会伴随着梦的产生。

4. 你做梦时，你的脑电波频率会加快，变得不规则了，这就启动了机器开始记录你的脑电波。

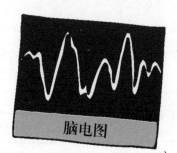

脑电图

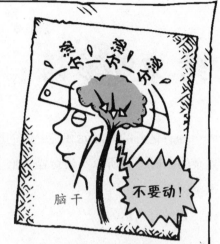

5. 你做梦的时候不能移动身体，你的大脑会分泌一种化学物质到脑干，阻止神经信息的传递，这是预防你梦游的明智之举。

脑干

不要动！

6. 放松，尽情享受你的梦，一个晚上你的大脑会进入REM状态6次或更多。第二天早上，你就可以重播你的录像了，让你的家人看看你的梦。

那个杀手在树林里追杀我们，我们跑到了海边，跳进了布丁碗里，用茶匙当桨划到了一个小岛上，但是突然……

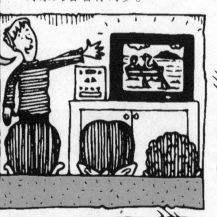

你认为这个发明怎么样？听起来很不错，是吧？好，下面有些别的东西真的会让你的脑部细胞吱吱叫了……

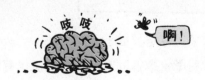

啊！

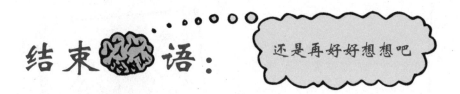

结束脑语：

> 还是再好好想想吧

　　拥有亿万的神经元和神经键的聪明的大脑是现在宇宙中已知的最复杂的东西了，所以不用奇怪人们了解脑科学是多么艰难，甚至专家也不例外。

　　曾经有人认为……

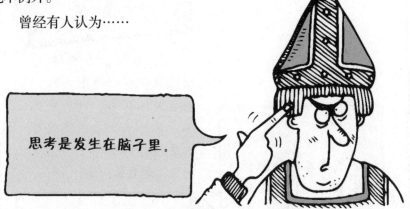

> **思考是发生在脑子里。**

　　记住，脑子里有很多装液体的空间。600多年以前（14世纪）的意大利科学家马帝诺·卢兹确信……

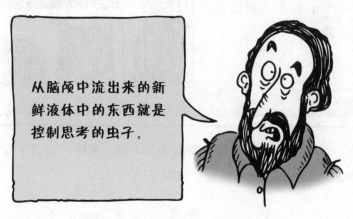

> **从脑颅中流出来的新鲜液体中的东西就是控制思考的虫子。**

　　哇！他的脑子里肯定长虫子了。

　　即使是现代科学家掌握的有关脑的知识也有错误。比如说，直到

20世纪80年代，许多科学家还认为你可以对脑神经的信号进行解密，以便了解我们思考的东西。但现在我们知道这种信号是随着人的心情和精力集中的程度而改变的。这就是说不同时间的同一思想会产生不同的神经信号形式。

目前我们对脑的不了解可以概括为三个字——为什么。为什么我们会有感情？为什么我们要睡觉……

200年前，弗兰兹·盖尔就想知道……

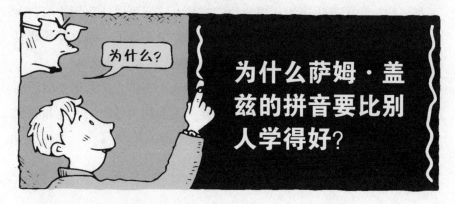

问题、问题、问题，这么多的问题。你有答案吗？

由于人脑的聪明，人类登上了月球、潜入了深海，但我们现在对月球表面和海床的了解已经远远超过了对人脑的了解。难怪有人要说，人永远不能发现人脑的真相。他们会说：

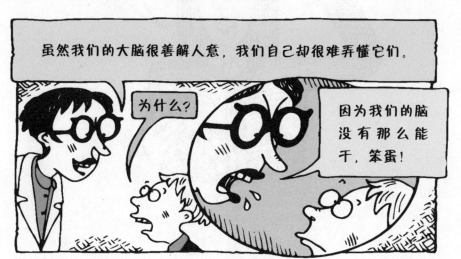

但另一方面，也正是因为人脑的神秘使脑科学如此有意思、富有挑战性。尽管盒子里的聪明的脑子和梦的机器还没有实现，但科学家总是时不时地发现一些新知识，他们发现了血清素，这种脑化学物质可以影响心情，或者发现了脑科学的一个新领域或新任务。

例如，衣阿华大学的科学家在1998年做了一个很有意义的实验。健康的志愿者和"杏仁核"受伤的人一起看一些照片，志愿者们认为这里面有些人不可信，但大脑受伤的人辨别不出来。科学家们认为"杏仁核"除了产生害怕或愤怒的感觉外，它还可以让我们相信别人（"杏仁核"是边缘系统的一部分，如果你记不得了，回去看看第31页）。你怎么认为呢？你会相信科学家能得出正确的结论吗？

好了，有一件事是肯定的，科学家永远不会停止探索这些问题的答案，正是这些能不断提出问题和寻找答案的能力使我们人类和我们的大脑独一无二。

这才是我们真正需要思考的。

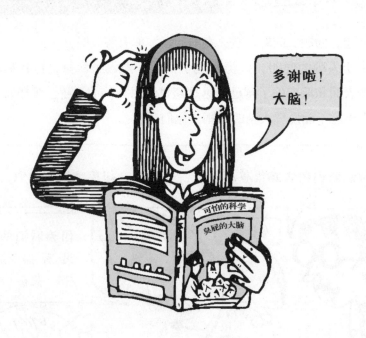

疯狂测试

臭屁的大脑

现在看看你是不是

一个脑科专家！

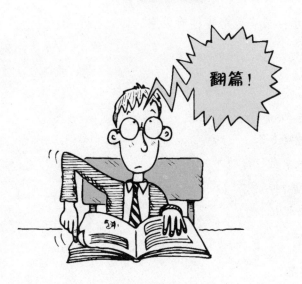

翻篇！

大脑强度测试

你已经读过这本书了，所以你的脑袋里应该有了些臭屁的大脑知识，是这样吧？很好，下面这些不需要动脑子的题目会告诉你，你是否真的会辨别大脑皮层和小脑，或是你完全就是个没脑子的笨蛋……

1. 大脑中的神经细胞被称为什么？

   提示：不是老的，而是……

2. 研究思想疾病的人被称为什么？

   提示：不要因为害怕而退缩！

3. 梦游症是什么？

   提示：睡觉时走路。

4. 打喷嚏之类的动作又称为什么？

   提示：你是不是自己无法控制？

5. 健忘症是什么？

   提示：不要告诉我你忘了……

6. 为了继续工作，大脑特别需要的是哪种物质？

   提示：很多人都害怕看见它。

答案

1. 神经元
2. 精神病专家
3. 睡眠中自行行动
4. 反射动作
5. 失去记忆
6. 血

有意思的记忆测试

大脑中的海马体（还记得吗？这是帮助产生记忆的）究竟有多大用途？动脑筋一起完成下面的测试题吧！

1. 臭屁的大脑中哪种化学物质让你产生感情？

a) 氧气

b) 血清素

c) 多巴胺

2. 短期记忆在大脑中会存放多久？

a) 30秒

b) 30分钟

c) 对不起，我不记得这道题是什么了

3. 双手灵巧等于什么？

a) 你只能看到红色和绿色

b) 你的两只手都能够出色地完成动作

c) 你可以来来回回地写字

4. CT扫描仪是做什么用的？

a) 用X射线扫描大脑

b) 是一种测试智商的方法

c) 测量大脑中的神经冲动

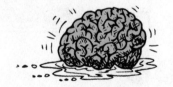

5. 脑中的海马体是什么？

a) 大脑中一部分用来形成记忆的物质

b) 大脑中一部分把光信号转换成图像的物质

c) 大脑中突起的像海马一样的物质

6. 大脑中的哪一部分是你的长期记忆系统？

a) 脑干

b) 左眼球后的部分

c) 大脑皮层

7. 下列哪一项不属于反射动作？

a) 流口水

b) 打喷嚏

c) 放屁

8. 是什么引起了头痛？

a) 由于血液中的血小板堵塞了血管

b) 无聊的科学课

c) 血液中过多的复合胺

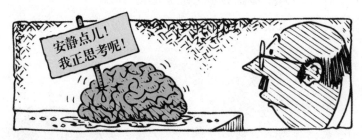

　　1. c）；2. a）；3. b）；4. a）；5. a）；6. c）；7. c）；
8. a），当然 b）也是有可能的。

大脑的事实和幻想

大脑可以完成一些很神奇的事情，其中也蕴含着许多不解之谜（主要是因为愚蠢的科学家们还没有发现大脑为什么能完成以及怎么样完成这些事情的）。你可以说出下面这些神奇的事情中哪些是正确的，哪些是错误的吗？

1. 你的大脑是身体中最怕痛的部位。

2. 大脑在晚上比白天更活跃。

3. 音乐可以改变你的情绪。

4. 大脑即便是受了一点点损伤也永远不能修复。

5. 你左边的大脑控制着你左手边的身体。

6. 人的记忆是无限的。

7. 你5岁以前就已经学会了很多事情。

8. 你脑袋的大小关系着你有多聪明。

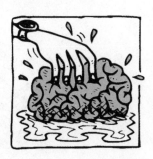

1. 错误。大脑中没有注册疼痛的神经，所以医生可以在病人清醒的时候做脑部手术，讨厌！

2. 正确。比起你在上枯燥的科学课的时候，实际上睡着时大脑思考更多的事情。

3. 正确。

4. 错误。大脑是台神奇的机器，对于某些损伤可以自我修复，长出新细胞或在受伤的某些部位进行补救。

5. 错误。你每一侧的大脑控制的是相反部位的身体。

6. 正确。记忆进入大脑有很多种不同的路线，因此你可以花一辈子的时间来记新的事情，而不会用完大脑空间。

7. 正确。两岁之前你就学会了很多重要的事情——走路、说话和玩！

8. 错误。毫无道理！智商和脑袋大小一点关系也没有。

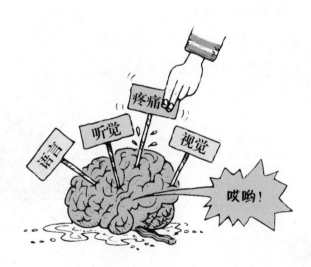

"经典科学"系列（26册）

肚子里的恶心事儿
丑陋的虫子
显微镜下的怪物
动物惊奇
植物的咒语
臭屁的大脑
神奇的肢体碎片
身体使用手册
杀人疾病全记录
进化之谜
时间揭秘
触电惊魂
力的惊险故事
声音的魔力
神秘莫测的光
能量怪物
化学也疯狂
受苦受难的科学家
改变世界的科学实验
魔鬼头脑训练营
"末日"来临
鏖战飞行
目瞪口呆话发明
动物的狩猎绝招
恐怖的实验
致命毒药

"经典数学"系列（12册）

要命的数学
特别要命的数学
绝望的分数
你真的会＋－×÷吗
数字——破解万物的钥匙
逃不出的怪圈——圆和其他图形
寻找你的幸运星——概率的秘密
测来测去——长度、面积和体积
数学头脑训练营
玩转几何
代数任我行
超级公式

"科学新知"系列（17册）

破案术大全
墓室里的秘密
密码全攻略
外星人的疯狂旅行
魔术全揭秘
超级建筑
超能电脑
电影特技魔法秀
街上流行机器人
美妙的电影
我为音乐狂
巧克力秘闻
神奇的互联网
太空旅行记
消逝的恐龙
艺术家的魔法秀
不为人知的奥运故事

"自然探秘"系列（12册）

惊险南北极
地震了！快跑！
发威的火山
愤怒的河流
绝顶探险
杀人风暴
死亡沙漠
无情的海洋
雨林深处
勇敢者大冒险
鬼怪之湖
荒野之岛

"体验课堂"系列（4册）

体验丛林
体验沙漠
体验鲨鱼
体验宇宙

"中国特辑"系列（1册）

谁来拯救地球